DANA EAGLE

DEPRESSION FÜR EINSTEIGER

EIN LEIDFADEN

Aus dem Amerikanischen
von Martha Windgassen

FISCHER Taschenbuch

MIX
Papier aus verantwortungsvollen Quellen
FSC® C083411
www.fsc.org

Erschienen bei FISCHER Taschenbuch
Frankfurt am Main, Juni 2018

Die Originalausgabe erschien 2017 bei Knock Knock, Venice, CA

Illustrations by Kelly Puissegur

Satz: Fotosatz Amann, Memmingen
Druck und Bindung: CPI books GmbH, Leck
Printed in Germany
ISBN 978-3-596-03581-6

80 PROZENT DER MENSCHEN
LEIDEN UNTER DEPRESSIONEN.
DIE ANDEREN 20 PROZENT
SIND DER GRUND DAFÜR.

DANA EAGLE

INHALT

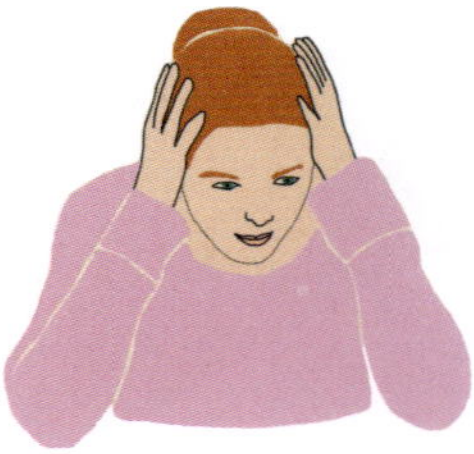

WILLKOMMEN IN DER DEPRESSION

WIR HABEN SCHON AUF SIE GEWARTET

Willkommen in der Depression! Vielleicht hat Sie eine schlimme Beziehung, ein Kindheitstrauma, eine Nahtoderfahrung, eine knappe Nahtoderfahrung oder ein Adele-Konzert zu uns geführt. Oder aber Sie haben keine Ahnung, wie Sie hierher gelangt sind.

Es ist immer wieder überraschend, dass es viele Menschen gibt, die die Existenz von Depressionen leugnen. Sie betrachten sie als ein menschliches Konstrukt, wie etwa den Kapitalismus, einen Magisterabschluss in Kommunikationswissenschaften oder Gott.

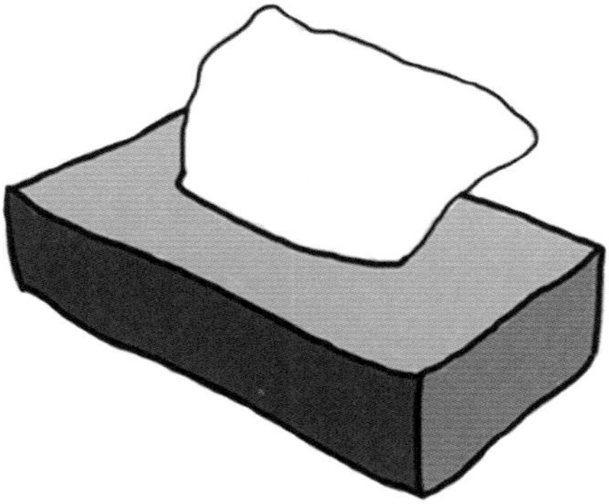

Tatsache ist, dass viele Erkenntnisse, die wir über Depressionen haben, herbeiphantasiert sind. Gerade in diesem Augenblick denke ich mir Dinge aus. Wissenschaftler bezeichnen dies als »anekdotischen Beweis«. Es sind Einzelberichte von einigen wenigen. Oder, im Fall der Depression, Elend und Verzweiflung von Milliarden.

Aber ohne eine eindeutige Ursache (beziehungsweise mangels einer Methode, Tränen abzumessen) ist es unmöglich, die Existenz einer Depression zu belegen. Daher wäre es unplausibel, ja sogar richtiggehend verantwortungslos, Geld und Zeit in die Heilung zu investieren. Schließlich können wir noch nicht mal sicher sein, dass die Ursache von Tränen nicht der Mensch selbst oder die Umwelt ist. Können Sie sich vorstellen, welche negativen Auswirkungen es auf die Wirtschaft und die Arbeitsplätze hätte, wenn es eine Heilmethode gäbe? Ohne die Existenz von Depressionen wären Ärzte, Geistliche und Spiritisten arbeitslos – ganz zu schweigen davon, dass es weder Glückskekse noch Wunschbrunnen, Tattoo-Studios oder Kneipen gäbe.

Vielleicht fragen Sie sich dennoch: »Warum sollte ich mich für eine Depression entscheiden?«

Na, raten Sie mal? Sie haben sich schon entschieden.

Ach, Sie dachten, es handele sich nur um ein kleines Tief? Eine blöde Woche oder zehn nicht so gute Jahre? Dieser Meinung sind viele Quereinsteiger. Es ist sogar gar nicht mal so ungewöhnlich, dass einen andere darauf hinweisen müssen, dass man depressiv ist. Der Grund dafür besteht darin, dass eine Depression ganz unmerklich einsetzt. Toilettenpapier unter der Sohle bemerkt man ja auch nicht unbedingt sofort, es muss erst jemand darauf deuten.

Tja, eine Depression ist heimtückisch. Sie kann sich auf verschiedenen Wegen einschleichen. Sie kann beispielsweise die Folge eines traumatischen Erlebnisses wie die eigene Geburt sein oder eines *wirklich* traumatischen Erlebnisses wie die Geburt der Schwester. Manchmal beginnt eine Depression als Nebenprodukt einer Katastrophe, die das ganze Leben verändert, bisweilen kann sie aber auch Jahre später, nachdem das eigentliche Trauma bereits lang in Vergessenheit geraten ist, zur vollen Entfaltung kommen.

Dieser Leitfaden ist Ihre Chance, gleich hier und jetzt zu beginnen – ganz gleich, ob Sie niedergeschlagen, einfach nur neugierig auf Depressionen oder längst schon reif für die Klapse sind. Es ist ein Taktikhandbuch, mit dessen Hilfe Sie sich die Zeit vertreiben können. Sei es, dass Sie freiwillig hier sind, von einem Freund oder Freundin mitgeschleppt wurden oder auf der Mailingliste eines beliebten Radiosenders standen – Sie werden hier eine Menge Spaß haben.

Schließlich noch eine Bemerkung an die glücklichen Menschen: Haben Sie eigentlich schon bemerkt, dass Sie immer weniger werden? Natürlich nicht, Sie sind zu sehr damit beschäftigt, fröhlich zu pfeifen – was nebenbei bemerkt nur für den Pfeifenden schön ist. Viele von Ihnen sind zu uns übergelaufen. Niemanden lässt das Leben unversehrt.

Doch ist dieses Buch nicht nur für die klinisch Depressiven gedacht oder für diejenigen, die diesen Status anstreben. Es wurde für die Menschen geschrieben, die sich der Unabwendbarkeit von den verkehrsberuhigten Zonen des Lebens, den schrecklichen Verlusten wie Scheidung, Tod und schlechtem Internetempfang stellen wollen. Es ist denjenigen gewidmet, die schon einmal die dunklen Blitze erlebt und sich gefragt haben: Hä? Was war denn das?

Aber Sie, Sie Glückliche oder Glücklicher, Sie sind nicht deprimiert. Warum sollten Sie dann dieses Buch lesen? Sehen Sie, hier geht es um Fairness, schließlich haben wir auch alle Ihre Schmöker gelesen.

TEST: SIND SIE EINER DEPRESSION GEWACHSEN?

	Ja	Nein
Hatten Sie eine schwierige Kindheit? (Hinweis: Hatten Sie Eltern?)	10	1
Wenn andere Menschen darüber sprechen, dass sie glücklich sind, haben Sie dann den Eindruck, die Betreffenden seien zu genügsam?	10	1
Schreiben Sie Gedichte?	10	1
Befinden sich Flecken von Tränen auf den Gedichten?	10	1
Wenn Ihnen Ihre Mutter sagt, sie sei stolz auf Sie, haben Sie dann das Gefühl, sie unterdrückt ein Lachen?	10	1
Haben Sie mehr als eine Arztrufnummer als Kurzwahl auf Ihrem Handy gespeichert?	10	1
Hatten Sie jemals den Wunsch, Sie könnten Ihre Gefühle mit Händen greifen, um sie dann anderen ins Herz zu pressen, damit die auch mal spüren, was Sie fühlen?	10	1
Sind Sie der Meinung, Ihr Leben wäre wesentlich besser, wenn Sie im Gefängnis säßen?	10	1
Gehen Sie früh schlafen, nicht weil Sie müde sind, sondern weil sie nicht mehr wach sein wollen?	10	1
Werden Sie es vermutlich nicht schaffen, Ihre Punkte zusammenzuzählen?	10	1

Beträgt Ihre Punktzahl zwischen 1 und 100 (oder haben Sie die Tabelle übersprungen, um diese Zeilen zu lesen): Herzlichen Glückwunsch! Sie bringen die nötigen Voraussetzungen für eine Depression mit.

URSACHEN FÜR DEPRESSIONEN:

1) BESCHÄFTIGUNG MIT SICH SELBST
2) ALKOHOL
3) MILCHPRODUKTE
4) PROKRASTINATION
5) LISTEN SCHREIBEN

1. KAPITEL

ERSTE SCHRITTE

Zunächst benötigen Sie eine Jogginghose. Eine reicht völlig aus, schon eine zweite kann den Prozess zum Erliegen bringen. Ich empfehle eine Mischung aus Sweatshirtstoff und Schlafanzugflanell, die Sorte, die sowohl Freizeithose als auch lange Unterwäsche sein kann – wer weiß das schon? Diese Hose stellt einen Schrei nach Hilfe dar, den sicherlich keiner hören will.

Sehr wahrscheinlich werden Sie in der nächsten Zeit Ihre Wohnung nicht verlassen, doch das ist kein Grund zur Sorge, Vorräte brauchen Sie keine. Der Schlüssel zur erfolgreichen Durchführung eines Depressionsplanes ist, keinen Plan zu haben.

BITTE HIER UNTERSCHREIBEN:

☹ ____________________

HIER EIN PLAN FÜR EINE HÄUSLICHE KULISSE UND IHRE ATTRAKTIONEN (SEHR HÄUSLICH)

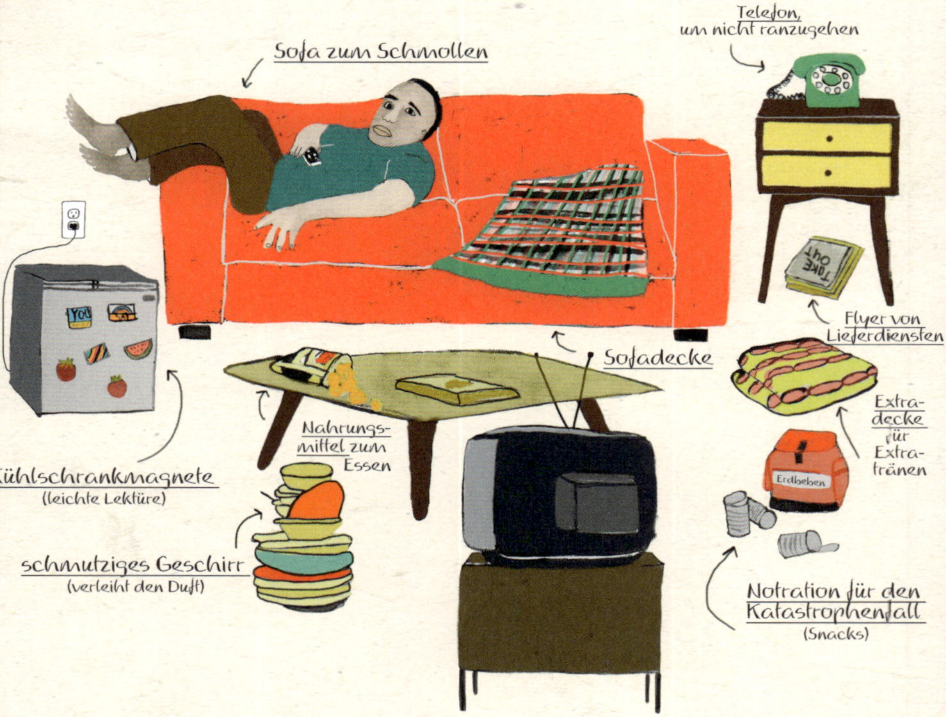

BEVORRATUNG

Sie brauchen ein Sofa, aber der Boden tut's zur Not auch. Besorgen Sie sich eine Sofa- oder Tagesdecke. Sie kann sowohl als Decke, Handtuch, Serviette als auch als Taschentuch oder Lätzchen dienen. Sollten Sie sich doch dazu entschließen aufzustehen, wickeln Sie die Decke um den Kopf. Sie ist Mutterleib, Muschel und Rüstung zugleich und eine Vorbereitung, wenn Sie anfangen, auf der Straße zu leben. Bewegen Sie sich, wenn überhaupt, nur langsam. Ihr Körper verfügt über die Muskelkraft eines Baby-Karpfens – möglicherweise riecht er auch so. Er kann sich von einer auf die andere Seite fallen lassen. Die Post aus dem Briefkasten kann er nicht holen. Allerdings kann er die Fernbedienung aufheben.

Derweil bemüht sich Ihr Geist, den vertrauten Schmerz des Bewusstseins loszuwerden. Um dies zu erreichen, können Sie starren, schlafen, weinen oder alles zugleich tun. Vielleicht sind Sie in der Lage, fernzusehen, aber es wird Ihnen nicht gelingen, sich Informationen zu merken. Sollten Sie so tollkühn sein und versuchen zu lesen, vergessen Sie alle Bücher bis auf eines: Sie halten es in der Hand. Konzentrieren Sie sich auf Überschriften, Kühlschrankmagnete und Videotext.

Darüber hinaus können Sie vergessen, was Sie alles tun wollten, die Gesellschaft anderer meiden und die Notverpflegung für den Katastrophenfall verzehren. Ebenso interessant ist es, den Spalt zwischen Sofa und Wand zu erforschen und die Zeit zu stoppen, wie lange es dauert, bis Ihr Fuß eingeschlafen ist. Im Endeffekt besteht also Ihre Aufgabe darin, sich zu isolieren und zu existieren, die Reihenfolge ist dabei beliebig. In diesem Kapitel bekommen Sie Tipps, wie Sie Ihre Emotionen, Ausflüchte und das Equipment zusammenraffen, die Sie auf Ihrer ziellosen Reise brauchen. Die gute Nachricht lautet: Ob Sie alles für den Trip beisammen haben oder nicht, spielt keine große Rolle. Nichts spielt eine Rolle. Niemals. Ist es nicht schon längst Zeit für ein Nickerchen?

Was Sie brauchen	Was Sie nicht brauchen
Kekse	Partys
Radiosender	Frischluft
Stimmungsschwankungen	Stimmungsbeleuchtung
Strafticket fürs Parken	Konzerttickets
Handbuch Rote Liste	Handbuch Kampfkunst
alles, was Flecken hat (dazu gehört auch der eigene Ruf)	Waschmittel
Naturdokus, in denen große Bestien hilflose süße Tierchen fressen	Natur
Zauderei	Charisma
Zweifel im Nachhinein	Entschlossenheit
Zauderei oder Zweifel im Nachhinein	Charme
Streaming der Serie *Friends*	echte Freunde
ein Motiv	Motivation
Spielkarten	Visitenkarten
Die 100 größten Deutschen im ZDF	*Die größten Pleiten* auf Sat1
glückliche Menschen, die Ihnen sagen: »Man muss es auch mal leichtnehmen können.«	glückliche Menschen

DER DEPRESSIONS-EHRENKODEX

Bitte heben Sie die rechte Hand. Die, in der Sie das Taschentuch halten.

Hiermit lege ich, [setzen Sie hier Ihren Namen ein], feierlich den Eid auf den Depressions-Ehrenkodex ab:

Ich schwöre, so mit meinen eigenen Problemen beschäftigt zu sein, dass ich weder den Willen, die Fähigkeit noch die Aufmerksamkeit aufbringe, auf meine Mitmenschen Rücksicht zu nehmen.

Und ungeachtet menschlicher Tragödien, Katastrophen oder ungerechter Oscar-Verleihungen unerschütterlich davon überzeugt zu sein, dass niemand es so schwer hat wie ich und ich mich dementsprechend verhalten werde.

Ort ______________________,

Datum ____________________

DIE ANTWORT AUF DIE FRAGE »STIMMT WAS NICHT?«

Dass etwas mit Ihnen nicht stimmt, kann viele verschiedene Ursachen haben, aber wenn jemand Sie fragt: »Stimmt was nicht?«, gibt es prinzipiell nur zwei Möglichkeiten zu antworten: Sie seufzen laut und erwidern: »Ach, nichts«, und zwar so wenig überzeugend wie möglich. Oder Sie steigen richtig ins Thema ein. Es gibt nur entweder – oder. Geben Sie alles preis: Ihre Ängste, Ihre Verbitterung und Ihre Erinnerungen an den Tag, als Ihre Mutter Ihnen Kleidung in Schwarz, Rot und Gold für den Klassenausflug zum Reichstagsgebäude herauslegte.

Rufen Sie Ihre Freunde mitten in der Nacht oder im Büro an und eröffnen Sie das Gespräch mit: »Ich stör' dich doch gerade nicht, oder? Du hast gesagt, ich dürfte dich jederzeit anrufen …«

Sollten Sie spüren, dass jemand Ihnen in diesem Moment widersprechen möchte, beschimpfen Sie sich selbst, bevor Ihr Gesprächspartner die Chance dazu hat: »Ich bin so ein Dummkopf. Kein Wunder, dass ich keine Freunde habe! Ich bin einfach nur so einsam. Du bist mein einziger echter Freund.« Berichten Sie der betreffenden Person, dass Ihr Therapeut der Meinung sei, dies sei eine besonders schwierige Zeit für Sie. Wenn Ihr Gesprächspartner versucht, Ihnen etwas aus seinem Leben oder gar von seinen eigenen Problemen zu erzählen, nutzen Sie diesen Anlass, sofort mit etwas einzuhaken, das Sie loswerden möchten. Sollte es ihm gelingen, sich in die Unterhaltung einzubringen, teilen Sie knapp mit, Sie müssten jetzt auflegen. Es sei denn, Sie können Ihren Freund davon überzeugen, dass auch er zu uns gehört. Neue Mitglieder sind immer willkommen.

NICHTS.

GEFÜHRTE KÖRPERMEDITATION

Die Verbindung zwischen Körper und Geist ist wissenschaftlich belegt: Menschen mit tollem Körperbau kann ihr Geist egal sein. Die folgende Meditation stellt eine Übung für Leute dar, die sich mit Sport nicht abgeben können.

- Fangen Sie an, Ihre Augen zu schließen. Entspannen Sie sich nicht. Spüren Sie das Gewicht Ihres Körpers und das Gewicht Ihres Kopfes. Wow, ganz schön schwer das Ding!
- In Ihrer Vorstellung nähern Sie sich einem Fluss und gehen hinein.
- Spüren Sie, wie die Strömung Sie trägt. Wahrscheinlich leben gefährliche Bakterien im Wasser, achten Sie also darauf, den Mund geschlossen zu halten.
- Während Sie sich auf der Oberfläche treiben lassen, fühlen Sie sich eins mit dem Verfall.
- Sie schlagen mit dem Kopf an eine Klippe. Ja, das tut weh.
- Atmen Sie. Es ist nichts weiter als ein bisschen Blut.
- Sie kommen an eine Lichtung. Gehen Sie aus dem Wasser und nähern Sie sich der Wiese.
- Öffnen Sie Ihr geistiges Auge: Was sehen Sie? Blumen? Schmetterlinge? Wie sieht es aus mit Zecken? Sie müssen auf die Zecken aufpassen. Borreliose ist eine schwerwiegende Erkrankung, die kaum ein Arzt diagnostizieren kann, bevor Ihre Nerven befallen sind, und schon bricht das Nervensystem zusammen und Sie sterben.
- Geben Sie sich jetzt die Erlaubnis, sich zu entspannen und an den Tod zu denken.
- Gut. Öffnen Sie nun wieder die Augen. Kommen Sie ins Hier und Jetzt zurück.
- Wie fühlen Sie sich?

NOTRUFNUMMERN

Man muss es in aller Deutlichkeit klarstellen: Kontakt zur Außenwelt ist nicht nötig. Wenn Sie jedoch über die Energie verfügen und Ihnen nach sinnloser Aktivität ist, dann wird die folgende Liste von Ansprechpartnern im Notfall nicht nur die fehlende Verbindung zu Ihren Mitmenschen und Ihre Einsamkeit betonen, sondern Ihnen auch das Gefühl geben, Ihre Isolation sei noch nie so schlimm gewesen.

Therapeuten vor Ort
Erkundigen Sie sich bei Therapeuten vor Ort, ob Sie flexible Tarife für Klienten anbieten, denen bereits jegliche Stabilität fehlt. Sobald Sie eine Therapeutin gefunden haben, die Ihnen zusagt, erkundigen Sie sich bei ihr, was eine garantierte 100-prozentige Zufriedenheit kostet.

Die Kabelbetreiber
Teilen Sie dem Vertreter telefonisch mit, Sie bräuchten mehr Sender und ständen für eine Installation zwischen 8 und 24 Uhr zur Verfügung. Sollte es möglich sein, den Anschluss via Internet zu ändern, geben Sie Bescheid, dass Sie trotzdem noch gern in der Leitung warten würden.

Ihre Krankenzusatzversicherung
Rufen Sie die Servicenummer an und lassen Sie sich die Versicherungsleistungen erläutern. Erklären Sie dem Mitarbeiter, Sie bekämen den Eindruck, es handele sich nicht um Leistungen, sondern um eine Leistungsverweigerung. Setzen Sie nach und rufen Sie eine andere Versicherung an, die bessere Leistungen verspricht.

Ein Hacker
Geben Sie einem Hacker die Gelegenheit, Ihre Identität zu stehlen, aber nur unter der einen Bedingung, dass Sie im Gegenzug eine andere bekommen. Seien Sie mit Details aus Ihrem Leben vorsichtig.

Medikamente per Internet
Fordern Sie den Beipackzettel für jedes verfügbare Medikament samt der Symptombeschreibungen an. Fragen Sie die Beraterin am Telefon, was sie empfehlen würde und welcher Wein dazu passt.

Ihr Ex / Ihre Ex
Schicken Sie Ihrem Ex / Ihrer Ex eine SMS, um ihm / ihr zu sagen, dass Ihnen gerade klargeworden ist, dass Sie nicht mehr an ihn / sie denken. Just for fun würden Sie gern noch einmal die Trennung auffrischen, weil die Auseinandersetzungen immer intensiver waren als der Sex.

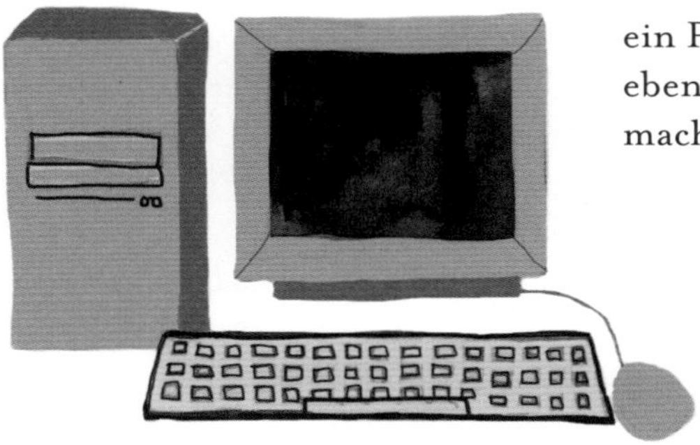

Krankenhäuser
Erkundigen Sie sich nach einem Kurzaufenthalt, um wieder schnell zu Kräften zu kommen. Fragen Sie nach speziellen Ermäßigungen für Mitglieder der Anonymen Alkoholiker und ob das Haus ein Betthupferl, Frühstücksbüfett und kostenloses WLAN anbietet.

Ihre alte Therapeutin
Rufen Sie Ihre alte Therapeutin an und erzählen Sie ihr, wie es Ihnen jetzt so geht. Fragen Sie sie, ob der Jung'sche Typenindex auch bei anderen Klienten so gut funktioniert wie bei Ihnen.

Ein Pony
Blicken Sie auf die ganzen Jahre zurück, die Sie mit Therapie verbracht haben und ziehen Sie ein Pony in Betracht. Es ist ebenso nutzlos und teuer, aber es macht Spaß, es zu striegeln!

DIE POLITISCH MOTIVIERTE DEPRESSION

Wenn Ihnen danach ist, Ihre Verzweiflung noch zu verschlimmern, ist Politik genau das Richtige für Sie! Sie garantiert, dass sich auch nach langen und eingehenden Debatten nichts ändern wird. Nehmen Sie zu den folgenden politischen Einrichtungen und Personen Kontakt auf. Sie werden feststellen, dass dieses System noch kaputter ist als in Ihren kühnsten Träumen.

Anfrage an einen Bundestagsabgeordneten
Schreiben Sie Ihrem Abgeordneten und beklagen Sie sich darüber, dass Ihnen niemand zuhört.

Edward Snowden, Daniel Ellsberg, Chelsea Manning, Wikileaks, Julian Assange
Setzen Sie alle wichtigen Informanten darüber in Kenntnis, dass Ihnen unentdeckte Lügen und Geheimnisse vorliegen, die niemanden interessieren.

BKA
Rufen Sie beim BKA an und drücken Sie Ihre Dankbarkeit aus: »Danke fürs Zuhören. Ich freue mich, dass mir jemand Aufmerksamkeit schenkt!« (Eventuell werden Sie gerade abgehört, also können Sie es jetzt einfach auch laut sagen.)

Landtagswahlbehörde
Informieren Sie die Landtagswahlbehörde darüber, dass Sie kandidieren wollen. Treten Sie eine Hetzkampagne gegen sich selbst los: »Ich werde Ihnen nicht helfen können. Ich kann ja noch nicht mal mir selbst helfen. Aber mit Ihrer Stimme bekomme ich einen Sitz im Landtag, und sitzen kann ich wirklich gut! Als Ihr Kandidat verpflichte ich mich dazu, nichts weiter zu tun, als die lebenslangen Vergünstigungen und Diäten einzustreichen, die jedem Abgeordneten zustehen.«

UN-Diplomat
Schreiben Sie einen Diplomaten eines von Krieg gebeutelten Landes an und sprechen Sie ihm Ihr Mitgefühl aus, dass sich der Friedensprozess so schwierig gestaltet.

PSYCHIATRISCHES GUTACHTEN:

Verzweiflungserklärung

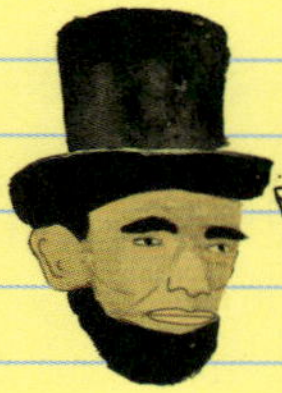

PATIENTENINFORMATION

Patientenname: Abraham Lincoln
Lebensdaten: 12. Februar 1809 bis 15. April 1865
Beruf: Landwirt, Anwalt, oberster Befehlshaber, Hypochonder

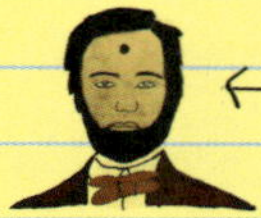

KRANKENGESCHICHTE

Symptome:
Depressionen. Patient beschreibt Schmerz wie einen Kopfschuss.

Kindheit:

- In einer Holzhütte geboren. Seine Eltern gehörten den Baptisten an. Sie traten aufgrund ihrer Opposition gegen die Sklaverei und das frühe Aufstehen am Sonntag aus.
- Als Kind wurde Lincoln von einem Esel an den Kopf getreten. Dies führte später zu Anfallsleiden und zu seiner Entscheidung, Republikaner zu werden.

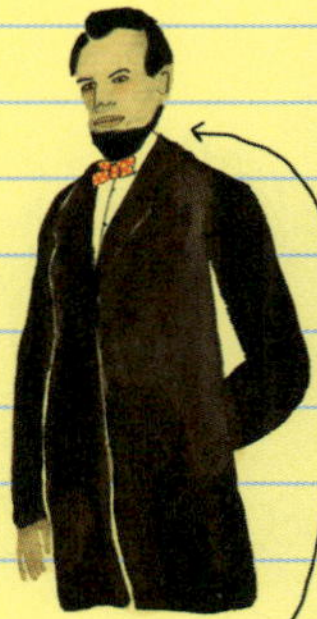

Körperliche Beschwerden:
Trotz seiner Größe besteht er darauf, einen Zylinder zu tragen.
Risikofaktoren:

- zurückhaltender Vater
- verstorbene Mutter (wird als sehr zurückhaltend beschrieben)
- Tod der Schwester
- Morddrohungen
- Befürworter der konföderierten Staaten
- trinkende Generäle
- Schwiegereltern, die Sklaven hielten
- Tod seines Lieblingssohnes

Diagnose:
In diesem Fall hatte nicht der Patient Depressionen, sondern die Depressionen hatten eher ihn. Wäre er fröhlich gewesen, hätte etwas nicht gestimmt.

Behandlungsempfehlung:

- Tragen Sie Kleidung in fröhlicheren Farben.
- Behalten Sie den Zylinder, aber besorgen Sie sich einen Spazierstock, Tanzschuhe und führen Sie Ihre Süße zum Tanzen aus. →

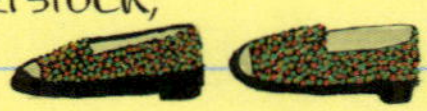

- Lernen Sie Kartentricks. Füllen Sie Wasser in den Zylinder und – Abrakadabra – weg ist die Sklaverei!

DEPRESSIV DENKEN FÜR FORTGESCHRITTENE

Es ist nicht sinnvoll, eine Depression nur halbherzig zu verfolgen. Schließlich ist das die einzige Aktivität, die Sie in den nächsten Monaten ausüben werden. Ist Ihr Anspruch, vom Zustand einfachen Geknicktseins zu einer umfassenden Depression zu kommen, müssen Sie sich voll auf diesen Prozess konzentrieren.

Fangen wir also an: Sie haben jetzt Probleme, jede Menge sogar. Konflikte, stressige Situationen und Ansprüche, denen Sie nicht gerecht werden können. All das ist normal, das hat jeder. Jedoch gibt es ein Thema, dass Sie mehr beunruhigt als alle anderen, und genau darum geht es! Damit werden wir arbeiten.

Bevor wir zu diesem Problem, und wie es sich in Ihrem Leben auswirkt, kommen, müssen Sie prüfen, was andere von Ihnen denken. Konzentrieren Sie sich dabei insbesondere auf die Personen, zu denen Ihr Verhältnis getrübt ist. Ob diejenigen über Ihren derzeitigen Konflikt Bescheid wissen oder nicht, ist komplett irrelevant. Akzeptieren Sie die Tatsache, dass diese Menschen Sie beobachten, insbesondere die Fehler, die Sie machen. Man hält Ihnen vielleicht vor: »Du kannst keine Gedanken lesen!« Das stimmt wohl, aber *Spannungen* können Sie sehr wohl wahrnehmen. Vergessen Sie nicht: Hier geht es nicht darum, dass Ihre Freunde oder Bekannten mitten in einer Scheidung stecken, um ihren Arbeitsplatz bangen oder worum auch immer sie sich Sorgen machen müssen. Aber wenn die Begrüßung durch Ihre Kollegen in der Teeküche ungewöhnlich knapp ausgefallen ist, kann das nur bedeuten, dass sie Sie ganz bestimmt für irgendetwas verurteilen.

Sie machen bereits große Fortschritte, doch um endgültig das angestrebte Niveau zu erreichen, müssen Sie noch drei letzte Hinweise befolgen. Praktizieren Sie diese regelmäßig, und Sie werden im Handumdrehen zum professionellen Loser.

Depressions-Tipp Nr. 1
Ignorieren Sie »Im Zweifel für den Angeklagten«
Das wird Ihnen nie zugutekommen. Überlegen Sie sich, wie das denkbar beste und das schlechteste Ergebnis aussieht. Schließen Sie das beste aus. Von nun an gibt es keine Graustufen mehr, Ihre Lebensumstände sind entweder grauenhaft oder großartig. Tipp: Großartig sind sie sicherlich nicht.

Depressions-Tipp Nr. 2
Akzeptieren Sie, dass Gefühle Fakten sind
Wenn Sie sich furchtbar fühlen, dann ist das Leben schlimm. Ein drohendes Desaster steht unmittelbar bevor. Aber werden Sie jetzt nicht übermütig, Sie sind immer noch Anfänger! Um zu den Fortgeschrittenen zu gehören, müssen Sie noch einen Zahn zulegen: Schauen Sie sich alle Ihre Lebensbereiche an, sei es Gesundheit, Liebe, Job, Familie oder Geld. Sorgen Sie dafür, dass Sie diese Themen durcheinanderbringen und entdecken Sie, wie viel sie miteinander gemein haben: Nämlich Sie.

Depressions-Tipp Nr. 3
Lernen Sie aus der Vergangenheit, dass Sie nichts lernen werden
Inmitten all dieser durcheinander wirbelnden Gedanken dürfen Sie folgende Verallgemeinerungen nicht aus den Augen verlieren:

- Die Leute vergessen mich.
- Ich bin inkompitent. (Achten Sie auf fehlerhafte Rechtschreibung.)
- Vor langer Zeit ist etwas sehr schiefgelaufen.

DEPRESSIVE

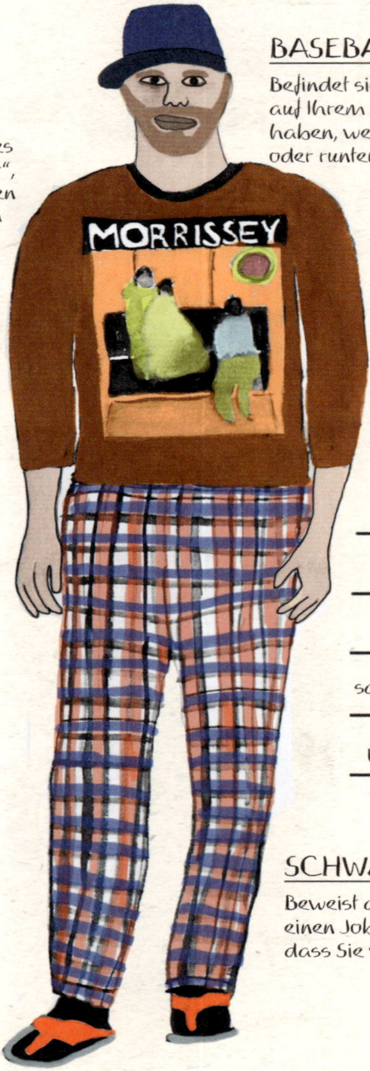

BASEBALLCAP

Befindet sich schon so lange auf Ihrem Kopf, dass Sie vergessen haben, welches Team Sie unterstützen – oder runterziehen.

UNRASIERT

Sie glauben, ein unrasiertes Gesicht vermittelt „Hipster", aber diese unregelmäßigen Stoppeln sehen eher nach „Unabomber" aus.

MORRISSEY-T-SHIRT

Die Neunziger erinnern Sie daran, dass Sie 40 sind.

HYGIENE FÜR DEN DEPRESSIVEN

STATT:	PROBIEREN SIE
Zahnpasta	Mundspülung
Seife	Handdesinfektio lösung
saubere Socken	getragene Socke
saubere Unterwäsche	auf links gedreh Unterwäsche

JOGGINGHOSEN

Wer will sich schon verabreden? Sie haben Pornos.

FLIP-FLOPS

Wenn Sie sie brauchen, sind sie nie auffindbar, weil sie versuchen, vor Ihnen zu flüchten.

SCHWARZE BUSINESSSOCKEN

Beweist anderen, dass Sie früher mal einen Job hatten. Beweist Ihnen, dass Sie wie Ihr Vater werden.

MODE

BEQUEMES UNIVERSITY-SWEATSHIRT

So verbergen Sie die Tatsache, dass Sie keinen BH tragen. Außerdem vermittelt es den Eindruck, Sie seien eine fleißige Studentin, die fürs Examen lernt. Darunter tragen Sie ein …

VIEL ZU ENGES HELLO-KITTY-T-SHIRT

Soll Sie daran erinnern, weniger zu essen. Sie werden lernen, es zu ignorieren.

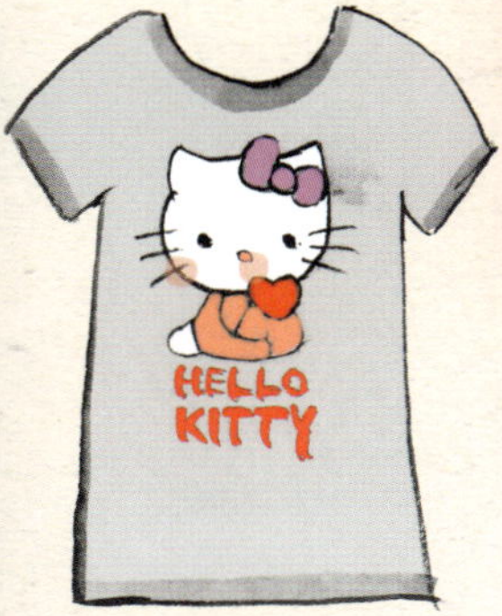

HAARGUMMI

Mittlerweile kleben dort mehr Haare dran als an Ihrer Kopfhaut.

VASELINE

Anstatt Lipgloss

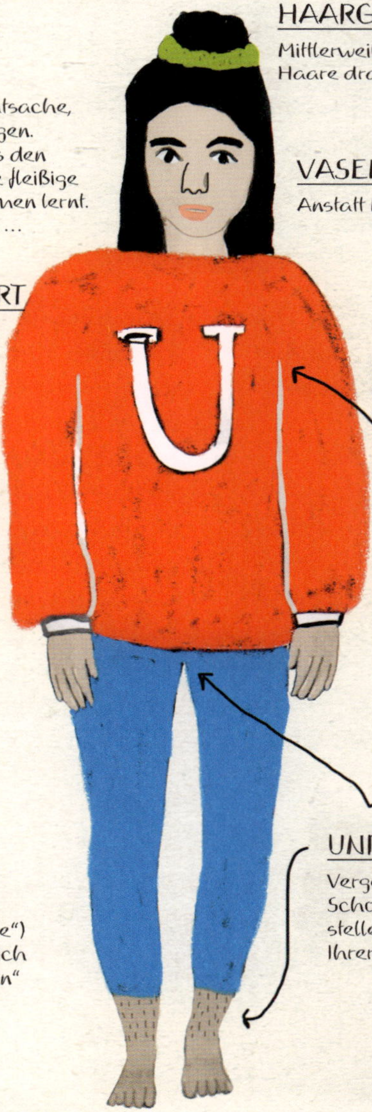

YOGAHOSEN

(oder „Freizeitmode“) Signalisiert „trage ich auch zum Schlafen“

UNRASIERT

Vergessen Sie das Rasieren. Schon allein die Stoppeln stellen eine Gefährdung Ihrer Gesundheit dar.

DEPRESSIONS-TYPEN

Welcher Depressions-Typ sind Sie? Der Profi verkündet nicht, er sei depressiv, sondern wählt ein übergeordnetes Thema aus, um seinen inneren Kampf zu kaschieren. Wir stellen hier die klassischen Depressions-Typen vor.

»Mir-geht's-gut«-Depressive
Das Haar sitzt perfekt, und sie ist immer dort, wo sie sein soll: in der Hölle. Sie kann nicht runterkommen, denn sie ist spät dran für Pilates. Und wenn sie die Stunde versäumt, wird ihr Herz explodieren, und wer holt die Kinder dann vom Reiten ab?

Projektor-Depressive
Die Projizierende fragt: »Wie geht's dir? Bist du ganz sicher, dass es dir gutgeht?« Sie fragt misstrauisch und stellt Ihre Antworten in Zweifel, jedoch nie ihre eigene Motivation, um von ihrer inneren Zerrissenheit abzulenken. Auch als Therapeutin bekannt.

Verlassen-Depressive
Er hatte die eine Beziehung, über die er nie hinweggekommen ist. Im Normalfall die zu seiner Mutter. Jetzt trifft er sich mit anderen Depressiven.

SMS-Depressive
»Mir geht es 😕. Der Tag heute ist ein bisschen 👎 … Hallo? Manchmal glaube ich, du liest dies gar nicht. 😭 😭 😭«

Durchbruch_Depressive
Ungefähr alle halbe Jahr schafft der Depressive den Durchbruch durch eine Entdeckung – indem er eine wichtige Erfahrung macht, eine neue Religion oder ein Buch entdeckt, das den Schlüssel zu vollkommener Glückseligkeit birgt. Aber dieses Mal hat er es wirklich geschafft. Das können auch Sie, indem Sie eine Ratenzahlung zu fünf Raten á 15 Euro vereinbaren.

Nüchtern-Depressive
Sie trinkt jetzt nicht mehr. Ist zwar noch depressiv, aber immerhin trocken! Hat sie Ihnen schon erzählt, dass sie jetzt nicht mehr trinkt?

Irrationale-Wutausbrüche-Depressive
Schwer zu sagen, ob sie depressiv ist oder ihre restliche Wut an Ihnen auslässt, wenn sie Ihren Wagen zuparkt.

Shopping-Depressive
Taucht ständig mit neuen, teuren Dingen auf: »Ich musste mir einfach was gönnen. Ich konnte nicht länger mit dieser zerbeulten Kiste herumfahren. Das tat mir nicht gut.« Offensichtlich tut ihr eine Privatinsolvenz gut.

Zikade-Depressive
Sie taucht alle fünf bis sieben Jahre auf. Wenn man sie fragt, wo sie in der Zwischenzeit gesteckt habe, antwortet sie: »Ich musste nur was klären.«

Hiobsbotschaften-Depressive
Irgendwo passiert irgendetwas Schreckliches, und der Hiobsbotschaften-Depressive hält Sie ständig auf dem Laufenden. Verbarrikadieren Sie sich! Es könnte sich um einen gefährlichen Sturm oder eine seltene Vogelgrippe handeln!

Chronische-Irgendwas-Depressive
Sie würde nie zugeben, dass die Depression der Hauptgrund für ihre Probleme ist. Stattdessen leidet sie unter einer »echten« Krankheit, zum Beispiel Erschöpfung, Nahrungsmittelallergien oder Hypochondrie.

Kiffer-Depressive
Er ist keineswegs depressiv. Er chillt einfach nur. Außerdem ist Hasch keine Droge – die Pflanze ist ganz natürlich und entstammt dem Boden, wie Kohle. Er gibt sich damit zufrieden, dass sie von Heilern, Musikern und zahllosen Arbeitslosen geschätzt wird.

Tierrechtler-Depressive
Ihr geht es gut. Sie hat nur Mitleid mit ihrem Tier, *Ihrem* Tier, *allen* Tieren. Sie können sich gar nicht vorstellen, wie wichtig diese Lebewesen sind. Sie lieben die Tierrechtlerin nicht nur bedingungslos, sie können ihr auch nicht sagen, sie solle endlich mal die Klappe halten.

GEEIGNETE ORTE FÜR DEPRESSIVE

Hin und wieder muss der Depressive wieder zurück in die Welt, um sich daran zu erinnern, warum er ihr ursprünglich den Rücken gekehrt hat. Solche Ausflüge bescheren Ihnen die Apathie, die Sie anderen Menschen entgegenbringen. Die aufgeführten Orte erinnern Sie daran, wie dunkel es da draußen sein kann, wenn Sie die Sicherheit Ihrer Bettdecke verlassen.

Buchladen
Suchen Sie nach Literatur und Gedichten sowie nach Selbsthilfebüchern, die übermäßig das »Geheimnis« des Erfolgs zu enthüllen versprechen. Wenn Sie schon mal hier sind, können Sie den zuletzt gekauften Ratgeber auch gleich umtauschen. Sollte man Sie nach dem Grund fragen, entgegnen Sie mit versteinerter Mine: »Schauen Sie mich an. Sehe ich so aus, als wollte ich den Giganten in mir wecken?«

Führerscheinstelle
Einen neuen Führerschein zu beantragen erlaubt Ihnen den Kontakt mit Beamten, die Ihnen alles abnehmen, was Sie Ihnen erzählen möchten. Dazu müssen Sie nicht unbedingt duschen und Haare waschen, denn die Kameras in den Schalterräumen verfügen über magische Linsen, so dass jeder traurig aussieht und ein schuldbewusstes Gesicht macht. Sollte man Sie fragen, ob Sie einen Organspendeausweis dazu möchten, sagen Sie: »Ja, bitte. Und ich möchte gleich damit anfangen.«

Tierheim
Fragen Sie den Freiwilligen am Empfangsschalter, wie es mit dem »Menschenheim« aussieht, und stellen Sie klar, dass Sie für eine Adoption zur Verfügung stehen, stubenrein sind und sich auch einschläfern lassen würden.

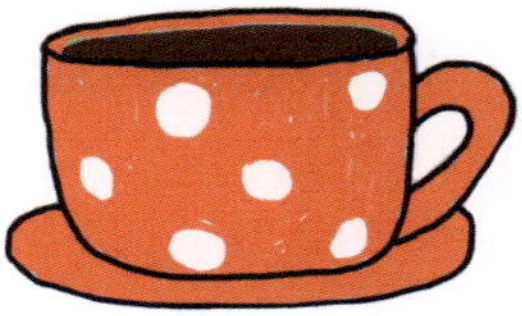

Cafés
Cafés sind hervorragend geeignet. Ungeachtet Ihrer Versuche, in Selbstmitleid zu versinken, gibt es an diesem Ort immer jemanden, der mit Ihnen über seine eigene Depression sprechen möchte. Cafés sind ein Ort, an dem Klartext geredet wird. Auf Ihrer Stirn steht geschrieben: »Kommen Sie, setzen Sie sich, und erzählen Sie mir von Ihrem Drehbuch, den Verschwörungstheorien und wie Sie mit Toten kommunizieren.«

Apotheke
In der Apotheke haben Sie gute Chancen, Seelenverwandte zu treffen, Menschen, die auf der Schwelle zum Tod stehen und sich darauf freuen. Besorgen Sie sich einige Tüten M&M's und ein paar Illustrierte und machen es sich im Wartebereich bequem. Sollte Sie der Apotheker ansprechen und fragen, ob Sie Hilfe brauchen, halten Sie die Schokoladendragees in die Höhe und sagen: »Die helfen! Aber wenn Sie etwas Stärkeres für mich haben …«

Das vegane Öko-Restaurant in Ihrer Stadt
Gleichgültig, welcher Laune sie sind, die Supergesunden kriegen es immer hin, traurig auszusehen. Wenn Sie das Gefühl schätzen, nach einem laktose-, weizen- und glutenfreien »Thunfisch«-Sandwich noch hungrig zu sein, dann werden Sie dafür umso lieber 30 Euro ausgeben.

MEINE DEPRESSION KAM ZUR WELT AM:

____

TAG MONAT JAHR

(DER TAG, AN DEM SIE DIE DEPRESSION ZUM ERSTEN MAL BEMERKTEN)

SIE WURDE INS LEBEN GERUFEN DURCH:

____

(Z. B. GENE, TRENNUNG, VERSAGEN, SCHRECKLICHEM CHEF, PECH, STRESS, REZESSION, BÜRGERKRIEG, OBERSCHENKELZERRUNG)

ICH NENNE MEINE DEPRESSION:

____

(Z. B. ERNIEDRIGENDE NIEDERLAGE, DOMINANTES ELTERNTEIL, SCHLAFENTZUG, ZERSTÖRTE TRÄUME, INTERNETSUCHT, ICH KANN ANDERE NICHT ÄNDERN ETC.)

FAQ

Ich bin kein Jude, kann ich trotzdem depressiv sein?
Ja, solange Ihre Mutter depressiv ist oder war.

Werde ich klüger, weil ich depressiv bin?
Dieses Buch hilft dabei.

Darf ich lachen?
Sicherlich. Aber hinterher müssen Sie gut hörbar einen Seufzer ausstoßen, der Folgendes signalisiert: *Das war schön, aber jetzt muss ich mich wieder meinem Schicksal ergeben.*

Was ist, wenn ich Kinder habe?
Sie können dafür sorgen, dass auch die depressiv werden. Der Apfel fällt nicht weit vom Stamm.

Was ist, wenn ich Eltern habe?
Warum, denken Sie, haben Sie Depressionen?

Kann man von Depressionen kuriert werden?
Nein, aber Sie können eine Platte von The Cure auflegen.

Darf ich Alkohol trinken?
Ja, aber nicht nach 9 Uhr morgens und vermeiden Sie Cocktails wie Appletinis und Piña Coladas.

Muss ich Künstler oder Schriftsteller sein?
Das liegt ganz bei Ihnen, allerdings müssen alle Werke vor der Vollendung beurteilt, als misslungen betrachtet und vehement zerstört werden.

Gibt es öffentliche Vorträge zu dem Thema?
Hören Sie Nick Drake.

Kann ich depressiv sein, auch wenn ich arm bin?
Ja, man bezeichnet diesen Zustand als Armut. Leider ist er im Klassifikationssystem für psychische Störungen nicht als Erkrankung aufgeführt.

Wie viele Aspekte meiner Persönlichkeit kann ich gleichzeitig verabscheuen?
Fangen Sie an zu zählen.

MEILENSTEINE EINER DEPRESSION

Ihre Therapeutin kennt Ihre Leidensgeschichte in- und auswendig, aber haben Sie sie jemals aufgeschrieben? Haben Sie dem Elend wirklich jemals so ins Gesicht gesehen, wie es Ihre Therapeutin getan hat?

Ihre Geschichte ist schlimm. Sie ist langweilig. Sie gehört Ihnen. Nehmen Sie sich einen Moment Zeit, um sie zu reflektieren.

Die Zeilen unten können Sie nutzen, um Ihre Gedanken und Gefühle zu notieren. Ergänzen Sie den Text mit irgendwelchen flüchtigen künstlerischen Ergüssen, Souvenirs oder Fotos, insbesondere Bildern, auf denen Sie Ihren Schmerz hinter einem Lächeln verbergen.

Sich über die Depression klarwerden

Als Sie zum ersten Mal bemerkten, dass etwas nicht stimmt, ahnten Sie nicht, dass Sie depressiv werden, oder? Sie waren der Meinung, Sie bräuchten einfach Ruhe, um wieder zu Kräften zu kommen. Was fühlten Sie, als Sie realisierten, dass diese Stimmung anhalten würde: Panik? Frieden? Oder haben Sie einen neuen Blog ins Leben gerufen?

Depressions-Lieblingsspeise

Haben Sie seit Beginn der Depression ein neues Lieblingsessen? Fühlen Sie sich danach zugleich voll und leer? Ekeln Sie sich vor sich selbst? Schämen Sie sich? Nennen der Tankwart und der Kioskpächter Sie beim Vornamen? Haben Sie die Packung Ihrer Lieblingskekse jemals ungeöffnet weggeworfen und sich gleich darauf eine neue gekauft?

Depressions-Diät

Ging es Ihnen jemals so schlecht, dass Sie noch nicht einmal an Essen denken konnten? Wie toll ist das denn, bitte? Vielleicht haben Sie schon mal gedacht: *Wenn ich nur abnehmen könnte, ohne den ganzen Tag Hunger zu haben, dann wäre ich glücklich.* Nun, das ist möglich, bis auf die Tatsache, dass Sie nie glücklich sein werden.

Depressions-Realitätsflucht
Was ist das Mittel der Wahl, um bei Depressionen der Welt zu entfliehen? Alkohol? Musik? Fressanfälle? Binge Watching? Vielleicht gibt es eine Dokumentation über den Zweiten Weltkrieg, eine zwölfteilige Serie im öffentlich-rechtlichen Fernsehen oder alle Folgen von *Medical Detectives – Geheimnisse der Gerichtsmedizin* an einem Wochenende. Spannung ohne Ende und ein Ende der Realität.

Ihre Depression schläft endlich durch – auch am Wochenende
Beim ersten Mal, wenn Ihre Depression auch das Wochenende durchschläft, ist es so weit. Endlich spüren Sie, dass man das Leben wirklich ignorieren kann. Was hat Sie schließlich aufgeweckt? Sind Sie aufgestanden oder haben Sie sich noch mal umgedreht?

Erste und letzte Worte der Depression

Noch wichtiger als die ersten Worte Ihrer Depression sind ihre letzten. Sie wissen schon, die Äußerungen, die Ihre Freunde in die Flucht geschlagen haben. Haben Sie Ihnen besoffen auf den Anrufbeantworter gesprochen, böse SMS geschrieben oder Ihnen beim Poetry Slam ein mieses Gedicht gewidmet? Was war Ihr traurigster und pathetischster Ausspruch?

____

____

____

____

____

Es geht so schnell voran! Vergessen Sie nicht, all die anderen Meilensteine Ihrer Depression zu dokumentieren!

- Das erste Mal, als ich glaubte, wieder bei meinen Eltern einziehen zu müssen,
- das erste Mal, als ich meinen Bruder anpumpen musste,
- meine erste Zwangsräumung,
- das erste Mal, dass ich Fakten als zufällige Missgeschicke betrachtete, nicht als eine Reihe von Unglücken, die ich selbst verschuldet habe,
- und noch vieles mehr!

ZUSAMMENFASSUNG

Haben Sie sich die Jogginghosen besorgt? Natürlich nicht, dazu sind Sie ja zu niedergeschlagen. Auf der anderen Seite reicht das, was Sie haben, völlig aus. Sind Sie sicher, dass Sie all das nicht schon mal durchgemacht haben? Sie lernen schnell.

Nun, da Sie schon Gelegenheit gehabt haben, die Depression aus allen Winkeln zu betrachten, haben Sie alles (jedenfalls alles, was in Scherben liegt) zur Hand, um ganz neu anzufangen. Sie wissen, wohin, wen Sie kontaktieren können und was Sie alles tagtäglich brauchen. Vielleicht haben Sie sich noch keine Übungsroutine erarbeitet, aber das ist okay. Unbeständigkeit ist bei Depressionen ein wichtiger Faktor.

Eine Depression ist ein Prozess – sie braucht Zeit. Bleiben Sie standhaft, schauen Sie immer wieder zurück, schwelgen Sie in Selbstmitleid, machen Sie einen Mittagsschlaf und üben Sie Ihr Entweder-oder. Im nächsten Kapitel zeige ich Ihnen, wie Sie eine solide Basis für die Depression legen, damit das Stimmungstief Bestand hat. Sollten Sie sich noch nicht dafür bereit fühlen – keine Sorge! Es bedeutet nichts weiter, als dass Sie generell für das Leben noch nicht bereit sind. Außer für das 2. Kapitel.

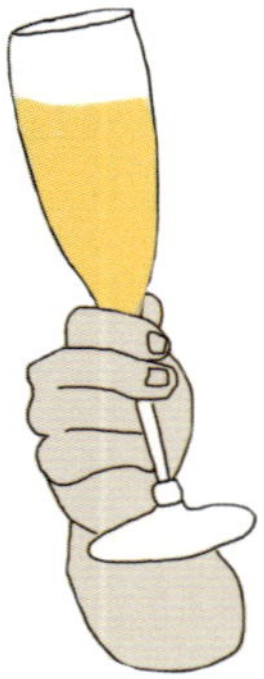

2. KAPITEL

GRUNDLAGEN FÜR EINE DEPRESSION SCHAFFEN

Um eine Depression zu bekommen, die lange vorhält, benötigt man eine solide Basis – einen Grundstein, der schief ist, Risse aufweist und beständig weiter sinkt.

Der Dreh- und Angelpunkt für Ihren Erfolg besteht in Ihrer Fähigkeit, das Hier und Jetzt nicht wahrzunehmen. Das heißt, den jeweiligen Moment. Den gilt es um jeden Preis zu ignorieren.

Das ist entscheidend, weil der Vergangenheit nachzutrauern und Angst vor der Zukunft zu haben wesentliche emotionale Triebkräfte im Kern einer jeden qualitativ hochwertigen Depression sind. Zu Beginn lernen Sie jedes dieser Gefühle näher kennen, über kurz oder lang werden Sie aber an eine ganz neue Welt schmerzhafter Gefühle herangeführt.

Eine Depression wurzelt am besten auf einem ausgeglichenen Verhältnis von Reue und Angst. In den nächsten Jahren werden daraus stetig Zweifel und Misstrauen wachsen und gedeihen. Mit der Zeit wird es Ihnen schwerfallen zu unterscheiden, wo die Depression aufhört und wo sie anfängt. Was Sie bisher als Formtief bezeichnet haben, wird nun zu Ihrem Schicksal.

GLÜCKWUNSCH!
SIE SIND AUF DEM WEG.

REUE: LERNEN SIE, IN DER VERGANGENHEIT ZU LEBEN

Wow, Sie haben ein paar schlechte Entscheidungen getroffen! Aber das ist nichts Neues für Sie. Wenn Sie etwas bereuen, heißt das nur, dass Sie Ihre aktuelle Situation als das erkennen, was sie ist: Nachwirkungen Ihrer ungünstigen Entscheidungen.

Reue lässt sich in zwei grundlegende Kategorien unterteilen:

1. Dinge, die Sie getan haben.
2. Dinge, die Sie nicht getan haben.

Unkluge Entscheidungen führen zu Schmach und Schande, Krediten mit Wucherzinsen, Totalschäden, Kneipenverboten und einer Liste von Sexualpartnern, die Sie nach einem Besuch bei Ihrem Arzt anrufen mussten. An dieser Stelle besteht Ihre einzige Hoffnung darin, dass nichts auf Video aufgenommen wurde.

Dann gibt es Dinge, die Sie nicht gemacht haben: an Geburtstagen angerufen, eine Erfindung angemeldet, Zahnseide benutzt, Warnhinweise beachtet und sich nach Ihrem Arztbesuch bei den verflossenen Sexualpartnern gemeldet.

Reue erinnert Sie daran, dass Sie weder über einen guten Instinkt noch über guten Geschmack verfügen. Nur Promis können es sich leisten, so zu tanzen, als würde niemand zusehen. Wenn Sie es tun, sind Sie eine Beleidigung für Ihre Zuschauer.

Auf den nächsten Seiten untersuchen wir all die Dinge, die Sie vernachlässigt, zerstört und ruiniert haben. Jetzt lehnen Sie sich zurück, entspannen Sie sich – und fassen Sie ja nichts an!

FAMILIÄRE REUE

Die Familie bietet einen hervorragenden Anlass, in der Vergangenheit zu leben! Dafür gibt es einen Grund: Nach all den Jahren, in denen Sie sich zu der Person entwickelt haben, die Sie heute sind, kann Ihre Familie all dies binnen Minuten zunichtemachen. Manchmal reicht dafür schon ein einziger Blick aus.

Es ist, als lauerten Ihre Verwandten auf den kleinsten Hinweis auf vergangene Vergehen, nur damit sie sich an all Ihre größten Fauxpas erinnern dürfen – an all die peinlichen Momente, für die Sie sich damals schon geschämt haben. Das ist in Ordnung. Sie sind jetzt erwachsen. Sie können sich zur Wehr setzen und Ihre Grenzen ziehen, wie Sie es in der Therapie gelernt haben – Ihre Familie wird sich köstlich amüsieren.

Wenn Sie darauf beharren, dass Sie sich verändert haben, wird Ihre Familie darauf bestehen, dass es auch okay ist, der gleiche Mensch zu bleiben. Diese eine beschämende Eigenschaft, die Sie seit Jahren zu verbergen versuchen, bestimmt im Prinzip Ihr Wesen. Sie macht Sie zu der Person, die Sie sind, und das ist gar nicht schlimm – und deswegen machen sich Ihre Verwandten darüber lustig.

Sie müssen wissen, dass Ihre Familie nicht *mit Ihnen* lacht, sondern über Sie. Es ist nicht so, dass Ihre Eltern und Geschwister besser wären als Sie, allein Ihre Anwesenheit bietet ihnen die Gelegenheit, sich besser zu fühlen. Seien Sie ihnen nicht böse. Sie haben dafür gesorgt, dass Sie genau so geworden sind, wie sie Sie haben wollten.

WERTVOLLE AUGENBLICKE DER REUE

Bisher haben Sie Ihre Reue sicher unter Verschluss gehalten. Aber wie wäre es mit einer wunderbaren Gelegenheit, Ihr Bedauern zur Schau zu stellen? Bevor Sie ablehnen, lassen Sie uns einen Ihrer Schätze näher betrachten. Schauen Sie sich doch nur dieses Detail an: durch kreisende Gedanken geschaffen, gekonnt ziseliert, mit dem Ziel, die schärfsten Kanten Ihrer dummen Fehler zu betonen. Mit den Jahren werden Ihnen Dinge einfallen, die Sie bereuen, von denen Sie zurzeit noch gar keine Ahnung haben, dass sie existieren. Ihre Sammlung ist beträchtlich, nur einige Beispiele:

- Dummheiten, die ich gemacht habe
- Dummheiten, die ich gesagt habe
- erfolgreiche Leute, mit denen ich in Kontakt hätte bleiben sollen
- dass ich gerufen habe: »Nehmt das auf!«

Lassen Sie diese wertvollen Schätze nicht in Vergessenheit geraten. Darüber hinaus gibt es für jeden kostbaren Augenblick der Reue ein eigenes Zertifikat, mit dem bestätigt wird, dass Sie über die Fähigkeit verfügen, in den allermeisten Situationen zu versagen. Stellen Sie sich nur die Wochenenden vor, die Sie allein zu Hause verbringen und Ihre Trophäen polieren und neu arrangieren. Vielleicht vererben Sie sie an Ihre Kinder und Enkel, mit denen Sie gemeinsam am Tisch sitzen, um deren Fragen zu beantworten wie: »Wer ist so dumm, eine Umkehrhypothek abzuschließen?«

Während Sie die Anlässe für Ihre Reue Revue passieren lassen, vergessen Sie nicht, sich einzureden, dass Sie beim nächsten Mal alles anders machen würden. Wenn Sie sich aber vor Augen führen, wie häufig Sie sich das schon gesagt haben, wird Ihnen sicherlich klar: Nein, Sie machen immer wieder dieselben Fehler.

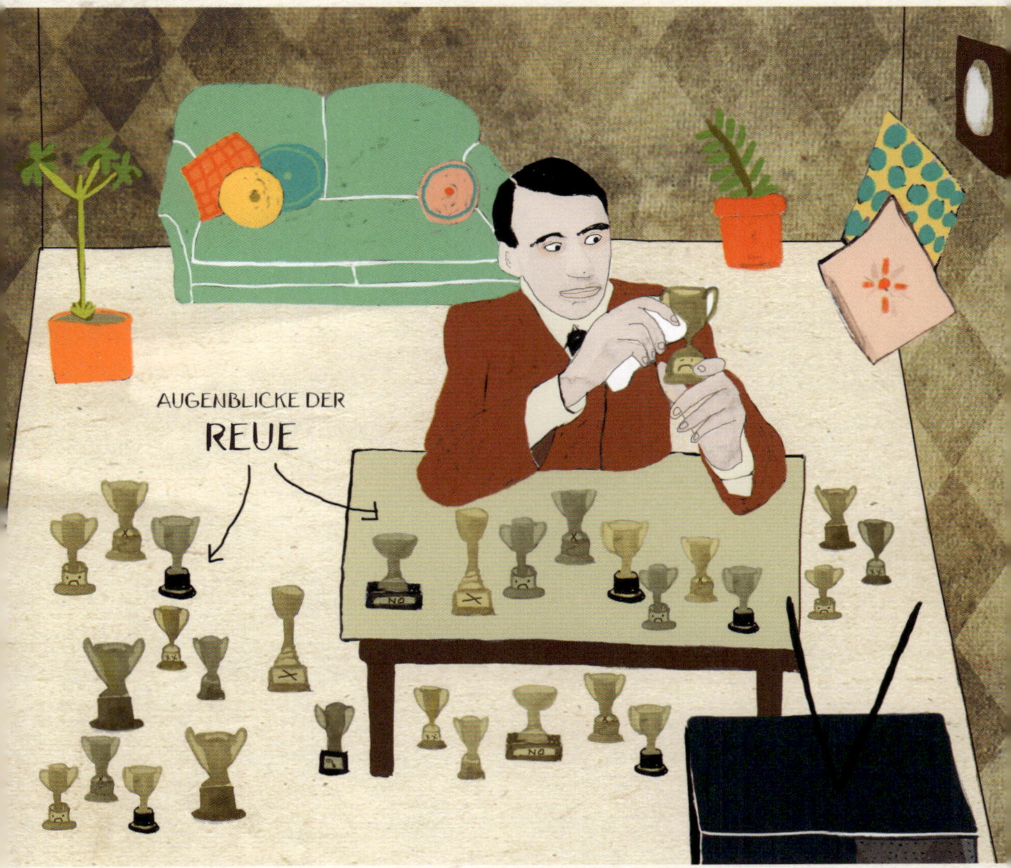
AUGENBLICKE DER
REUE

SPERMIUM:

Ich hätte einen weniger ausgetretenen Pfad nehmen sollen.

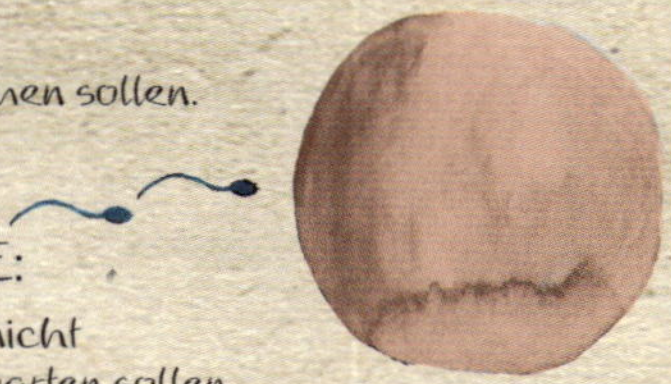

EIZELLE:

Ich hätte nicht so lange warten sollen, meine biologische Uhr tickt.

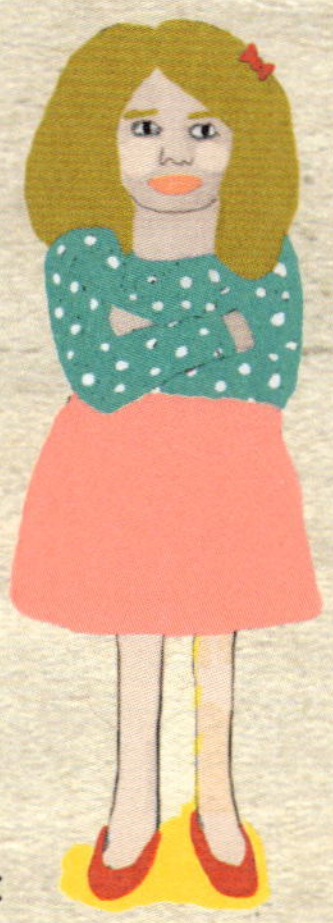

ZYGOTE:

Wieso sehe ich aus wie eine Kartoffel? Da stimmt was nicht mit dem Erbmaterial.

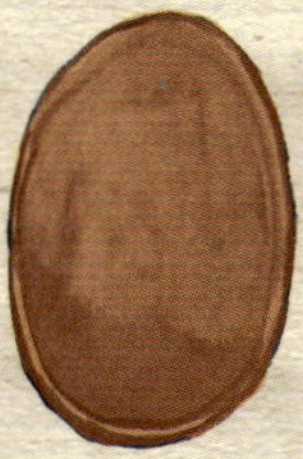

KIND:

Ich hätte auf Mama hören und noch mal vorher auf die Toilette gehen sollen, bevor wir losfahren.

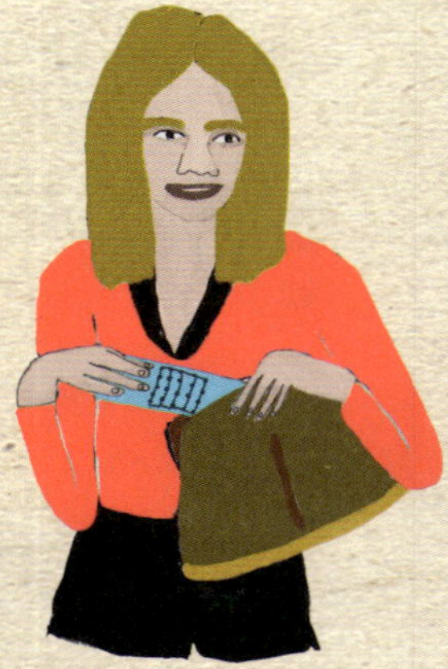

EMBRYO:

Wenn ich mich teile, sind wir schon zu zweit. Hier wird's ganz schön eng.

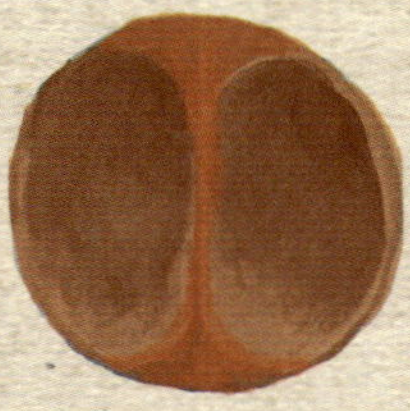

BABY:

Oh, das sollte ich nicht in den Mund nehmen. Das auch nicht … und das hier? Nee.

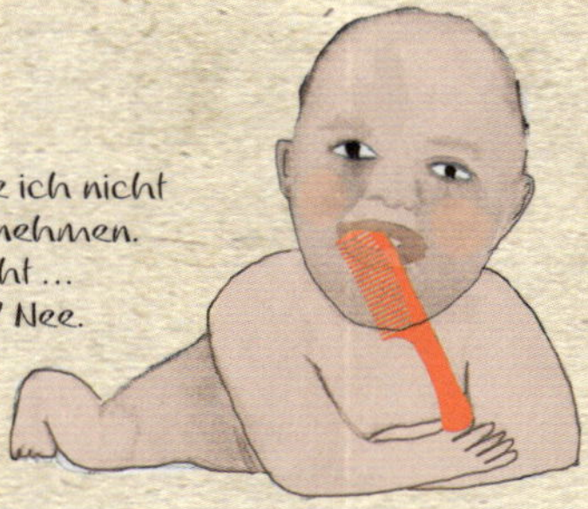

TEENAGER:

Wie lange steht Ladendiebstahl im Vorstrafenregister?

DER LEBENSZYKLUS MENSCHLICHEN BEDAUERNS

Jedes Bedauern entsteht unter einmaligen Umständen. Manche Anlässe entstehen von allein, andere basieren auf einem Mangel an Information, Gelegenheit oder korrekten Schlussfolgerungen. Jedem Bedauern liegt eine umfassende Unglückstheorie zugrunde, nämlich SIE.

JUNGE ERWACHSENE:

Anscheinend zahlt sich ein Master in Philosophie nicht aus.

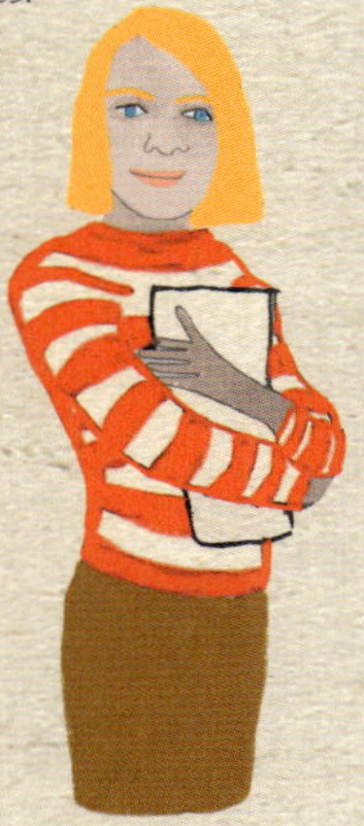

ERWACHSENE:

Ja, ich will! Ich will? Nein, ich wollte nicht.
Löschen, alles löschen. Entf-Taste gedrückt halten.

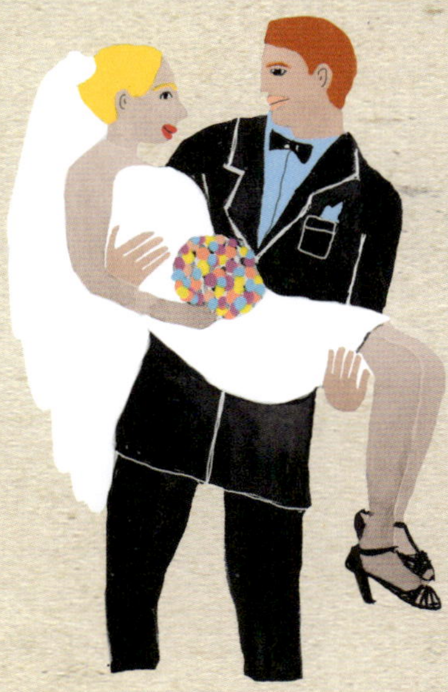

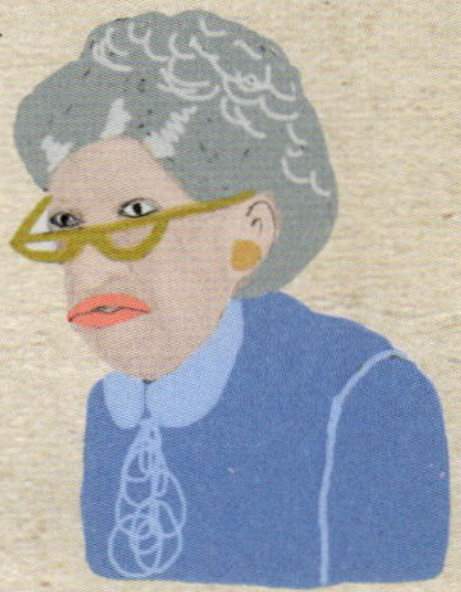

SENIORIN:

Ich hätte zu allen netter sein oder eine Pflegeversicherung abschließen sollen.

LEICHNAM:

Moment mal, ich habe meine Geschichte nicht gelöscht!

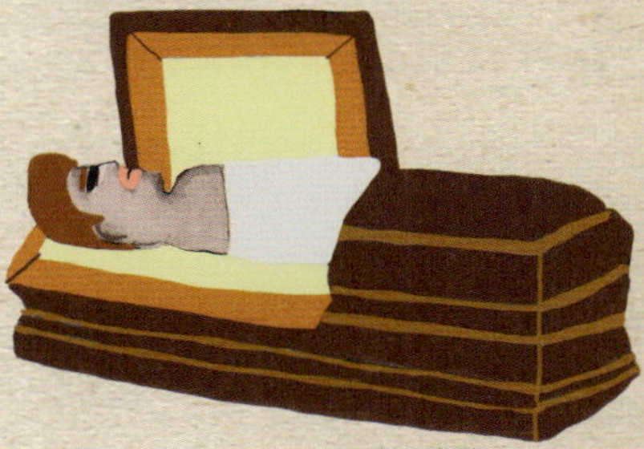

DIE ZEIT IST UM! (BEDAUERN VERSTÄRKEN)

Erreichen Sie das mittlere Alter, ist Ihnen Reue in Fleisch und Blut übergegangen. Derweil schwinden die Gelegenheiten, sich zu verändern, sich neu zu erfinden oder sich zu rechtfertigen, rapide. An diesem Punkt ist es wahrscheinlicher, einen nigerianischen Prinzen zu beerben als ein Minimum an Erfolg oder Bekanntheit zu erlangen. Ganz tief in Ihrem Herzen ist Ihnen wohl bewusst, dass es für alles zu spät ist – außer für einen Mitternachtssnack.

Es ist zu spät!
Ein Wunderkind, ein Kinderstar oder ein Mensch zu werden, der als »für sein Alter recht weise« gilt.

Es ist zu spät!
Dem Friedenskorps, einer Studentenverbindung oder einer Rockband bei- oder wieder schmerzfrei auszutreten.

Es ist zu spät!
Um Facebook zu erfinden, Google zu kaufen oder sich an einem Energiekonzern zu bereichern.

Es ist zu spät!
Journalistin oder Entdeckerin zu werden und endlich Geometrie zu begreifen.

Es ist zu spät!
Ihr Zahnfleisch, Ihre Seele oder die Wale zu retten, geschweige denn Ihr Erspartes für die Rente.

Es ist zu spät!
Den Nahostkonflikt beizulegen, Freude auf der Welt zu verbreiten oder wieder ganz von vorn anzufangen.

Es ist zu spät!
Ihre Jugend zu bewahren, Ihre Leber zu erneuern, ein Mausoleum zu erwerben, Freunde zu finden, die Sie im Mausoleum besuchen, Freunde zu finden, die Sie jetzt besuchen.

FINDEN SIE EINEN DEPRESSIVEN PARTNER

Reue stellt nicht nur die Grundlage einer starken und lang anhaltenden Depression dar, sondern sie gibt Ihnen auch die Chance, sogar noch schmerzhaftere Gefühle zu entwickeln. Dabei ist es gleichgültig, welchen Typus Sie sich aussuchen, da draußen gibt es immer jemanden, der für schreckliche Gefühle sorgen und Sie aus der Bahn werfen wird. Ja, tatsächlich, es haben sich schon einige nach Ihnen erkundigt …

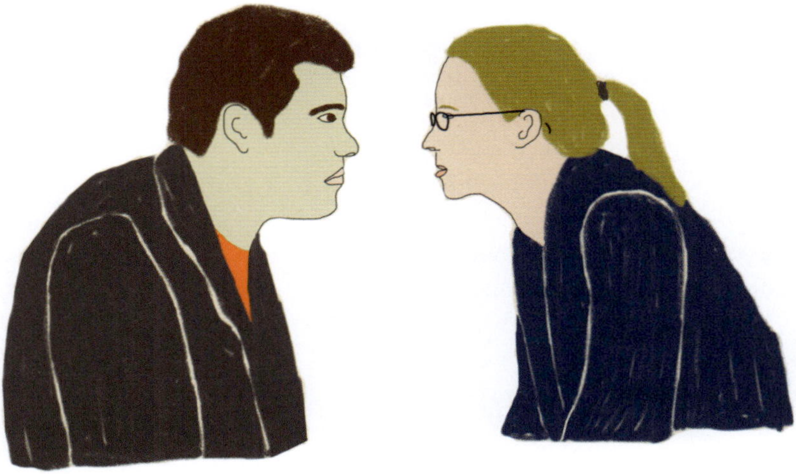

Schuldgefühle
Da bist du ja endlich! Nein, du bist nicht viel zu spät. Ich hätte nur gedacht, du würdest anrufen. Aber es ist egal. Ich habe auf so jemanden wie dich gewartet! Allerdings muss ich zugeben, dass die meisten meiner bisherigen Partner Mütter waren. Natürlich bin ich ganz offen – Katholiken, Juden, alle, die glauben, die eigenen Bedürfnisse zu befriedigen sei egoistisch. Du solltest mich anrufen, wenn du dir sicher bist, dass auch deine besten Seiten nicht gut genug sind.

Eifersucht
Ich bin ein toller Partner für einen Zwilling, eine ehrgeizige Mutter oder jemanden, der Konkurrenz schon lange gewöhnt ist. Ich verbringe viel Zeit auf Facebook, weil ich einfach wissen möchte, was die anderen machen. Ich bin mit einigen echt beeindruckenden Leuten zur Schule gegangen. Damals hätte man das nicht gedacht, das kannst du mir glauben. Melde dich, wenn es dich interessiert oder auch wenn du nur deine Hausaufgaben abgleichen möchtest. Ich glaube, wir wären ein tolles Team. Jedenfalls besser als viele andere Paare, die ich kenne. So viel ist mal klar!

Verbitterung
Oh, hallo! Vielleicht können wir mal was trinken gehen, wenn ich nicht gerade lange arbeiten und die Aufgaben von anderen miterledigen muss oder still wütend vor mich hin koche? Ich bin für alles offen, was du meinst vorschlagen zu müssen. Wenn du der oder die Richtige bist, wirst du beim Bezahlen im Restaurant die Rechnung anstarren und dich fragen, warum du eingeladen hast – das verspreche ich dir. Wenn das zutrifft, liegt eine schöne Zukunft vor uns. Und wir werden uns immer fragen, ob wir niemand Besseren verdient haben.

Leere
Ich bin offen für jemanden, der von einer langwierigen Scheidung erschöpft ist, sich um ein krankes Familienmitglied kümmert oder im Beruf in einem Hamsterrad steckt, dem er nicht entkommen kann. Ich gebe zu, dass ich am liebsten eine neue Beziehung beginne, wenn ich nichts geben kann. Mit mir SMS auszutauschen

ist so, als würde man auf eine Flaschenpost warten. Hast du das Gefühl, dir fehle etwas, aber du bist dir nicht sicher was – *ich* bin es nicht, die / der dich ergänzt.

Blamage
Hallo. Ich erzähl am besten ein bisschen von mir. Ich liebe transparente Stoffe, rutschige feuchte Böden, und meine Lieblingsfarbe ist knallrot. Mein idealer Partner ist übermäßig selbstbewusst, laut und ungeschickt. Besonders gern mag ich ein breites Lächeln, wenn noch etwas zwischen den Zähnen klemmt. Das perfekte Date sollte irgendwo stattfinden, wo viel natürliches Licht ist, etwa ein romantischer Strandspaziergang. Dann kann ich deine Aknenarben besser sehen. Gleichgültig, was wir machen, ich verspreche, es wird ein wunderbarer Abschied am Abend, wenn ich dir leise Dinge ins Ohr flüstere wie »Deine Hose steht offen«. Betrink dich und schick mir eine SMS!

Distanziertheit
Ich freue mich sehr, dass du mein Profil angeschaut hast. Die Tatsache, dass du mir nie gemailt oder dich sonst irgendwie gemeldet hast, legt nahe, dass du vielleicht genau die richtige Person für mich bist. Ich räume meinen Partnern sehr viel Freiheit ein. Ich suche jemanden, der an einer Distanzbeziehung oder einer emotional distanzierten Partnerschaft interessiert ist. Du kannst dich darauf verlassen, wenn du dich alleine fühlst, bin ich an deiner Seite. Du solltest dich auf alle Fälle melden, wenn du jemand bist, der vergessen könnte, warum er sich überhaupt bei mir gemeldet hat.

ANGST: FÜRCHTEN SIE SICH VOR DER ZUKUNFT!

Überfordert Sie die Realität? Sie versuchen, sich in die Zukunft zu retten, und Sie stellen sich vor, durch einen glücklichen Zufall, ein Erbe oder einen Lottogewinn sofortiges Glück zu erlangen?

Vergessen Sie es. Um die Grundlagen einer Depression zu festigen, müssen Sie sich von der Zukunft abwenden und sich der Angst widmen. Angst ist unglaublicher Stress, Unsicherheit und das Gefühl, ein Unheil stünde unmittelbar bevor. Kommt Ihnen das bekannt vor? Dann haben Sie es fast geschafft.

Schritt 1: Hoffnung demontieren

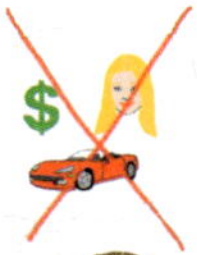

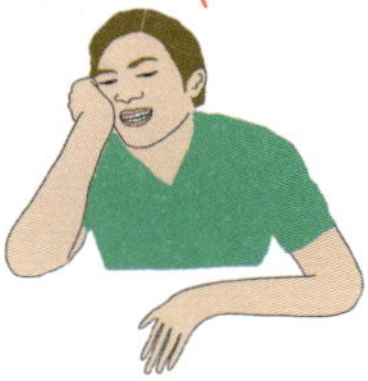

In der Vergangenheit haben Sie sich in Ihre Träume und Hoffnungen geflüchtet, um die Unzufriedenheit mit Ihrem Alltag zu bezwingen. Damit ist jetzt Schluss.

Träume und Hoffnungen brauchen Initiative. Errungenschaften sind das Ergebnis von Anstrengungen. Wissen Sie überhaupt, wie anstrengend Anstrengungen sind? Diese Energie bringen Sie nicht auf. Ihr Körper schafft es kaum, Milchprodukte zu verdauen, wie soll er darüber hinaus noch Energie entwickeln?

Schritt 2: Unter Druck zusammenbrechen

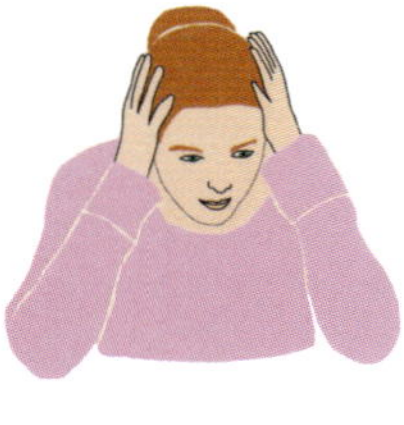

Was steht an – von Ihrem Chef, Ihrer Schwiegermutter oder Ihrer Regierung? Haben Sie bis zur letzten Sekunde gewartet, um sich darum zu kümmern? Prima! Gibt es sonst niemand, der diese Aufgabe übernehmen kann? Umso besser. Bedeutet ein Versagen das Ende Ihrer Karriere, Ihrer Beziehung und Ihres Selbstwertgefühls?

Zählen Sie, wie viele Schritte bis zur erfolgreichen Bewältigung der Aufgabe nötig sind. Aber tun Sie nichts. Vermeiden ist ganz wichtig, wenn man erfolgreich Angst haben will. Unbehagen – so heißt Ihr Ziel!

Schritt 3: Zweifel in Zusammenbruch umwandeln

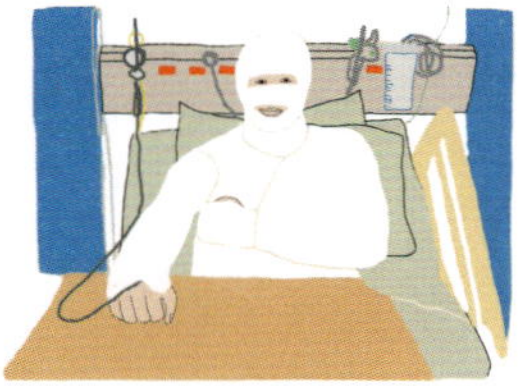

Unsicherheit löst manchmal Angst aus, aber Sie können die Situation noch unerträglicher machen, indem Sie sich vorstellen, dass das Ergebnis so schlimm sein wird, dass Sie absolut nichts mehr tun können. Wie in den Kinderbüchern, in denen man entscheiden kann, wie die Geschichte weitergeht, bestimmen Sie nun Ihre persönliche Tragödie. Wie aufregend!

Es gibt so viele Möglichkeiten, sein Leben zu verderben. Schauen Sie einfach Nachrichten und lassen Sie sich inspirieren. Vielleicht ist es ein unwahrscheinlicher Unfall, E.coli-Bakterien oder das Auftauchen von Haien.

Während Sie immer tiefer in das Angstgefühl abgleiten, bemerken Sie womöglich, dass sich Ihre Wahrnehmungsprozesse verlangsamen und Ihr Erinnerungsvermögen verschlechtert. Wann immer es möglich ist, beschuldigen Sie die anderen, atmen Sie flach und trinken noch ein paar Tassen Kaffee. Aufgrund dieser Ängste werden Sie nachts kein Auge zutun, und genau dann haben Sie Ihre schlimmsten Albträume überwunden!

ANGSTVERSTÄRKER NR. 1

FÜRCHTEN SIE IHRE ZUKUNFT

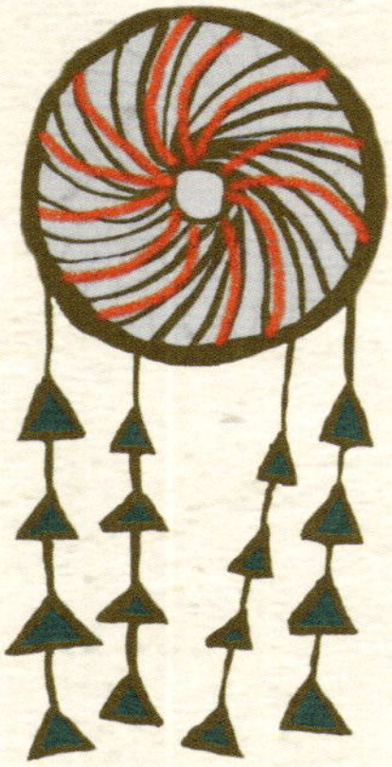

TRAUMFÄNGER

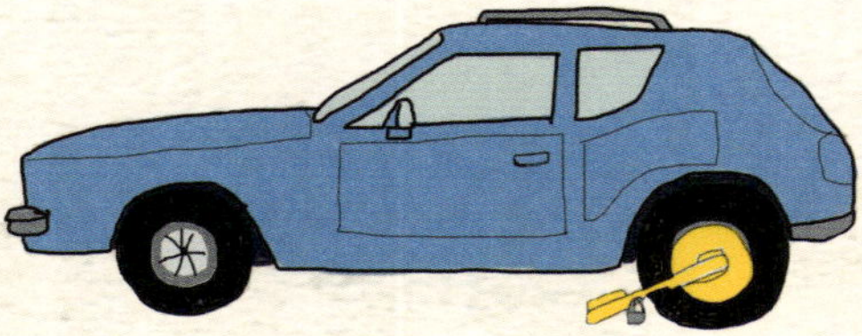

TRAUMAUSLÖSER

ANGSTVERSTÄRKER NR. 2

VERLORENE PERSPEKTIVE

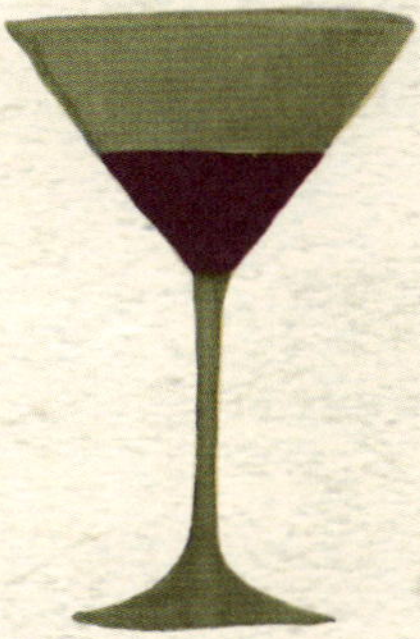

HALB VOLL

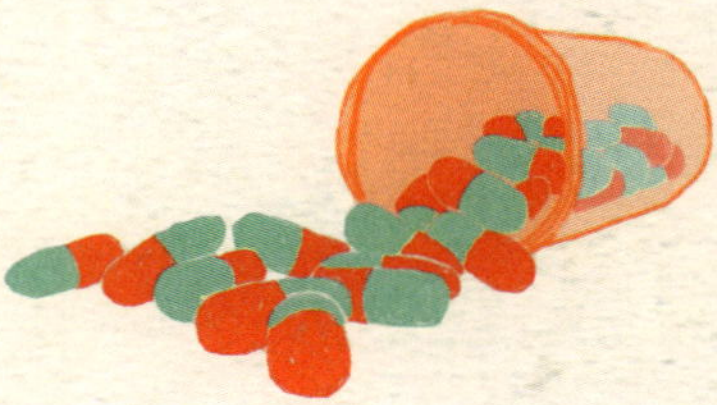

HALB LEER

VARIATIONEN DER VERZWEIFLUNG: WORTRÄTSEL

G	O	T	T	V	E	R	L	A	S	S	E	N	S	N	A	J	O	N	E
E	K	R	B	E	T	T	E	L	A	R	M	A	M	C	C	P	E	I	N
D	R	A	I	R	E	V	E	R	L	U	S	T	E	H	H	S	D	E	O
E	A	G	N	Z	D	E	N	A	Z	P	W	H	L	I	R	M	E	D	M
M	F	O	K	W	D	R	O	N	E	I	A	E	A	N	A	I	E	E	A
U	T	E	O	E	I	D	S	D	R	O	L	A	N	G	S	T	M	R	R
E	L	D	M	I	F	R	K	Y	S	L	L	N	C	V	I	X	P	G	Z
T	O	I	P	F	R	U	C	R	T	L	A	A	H	A	M	C	O	E	E
I	S	E	E	L	E	S	A	O	O	O	M	K	O	L	L	A	P	S	R
G	I	M	T	U	U	S	J	O	E	C	C	U	L	E	E	L	I	C	S
T	G	I	E	N	D	E	S	T	R	U	K	T	I	V	E	L	S	H	C
I	K	E	N	G	L	U	Y	A	U	K	E	M	E	D	R	E	M	L	H
G	E	T	Z	T	O	Y	S	T	N	A	U	M	U	U	E	B	R	A	M
E	I	H	P	O	S	D	R	A	G	M	I	T	L	E	I	D	I	G	E
S	T	A	G	N	I	E	R	E	N	A	P	E	R	B	D	U	C	E	T
D	A	V	I	D	G	F	O	S	T	E	U	R	A	A	N	E	H	N	T
O	L	G	O	F	K	L	O	H	R	A	W	R	E	I	N	S	A	M	E
E	N	T	F	R	E	M	D	U	N	G	O	E	I	I	T	T	R	E	R
T	A	U	S	S	I	C	H	T	S	L	O	S	I	G	K	E	I	T	T
D	A	N	E	N	T	T	A	E	U	S	C	H	U	N	G	R	D	O	M

ANGST

AUSSICHTSLOSIGKEIT

BETTELARM

DESTRUKTIV

DÜSTER

EINSAM

ENTFREMDUNG

ENTTÄUSCHUNG

FREUDLOSIGKEIT

GEDEMÜTIGT

GOTTVERLASSEN

INKOMPETENZ

KOLLAPS

KRAFTLOSIGKEIT

LEERE

MELANCHOLIE

MITLEID

MÜDE

NIEDERGESCHLAGEN

PEIN

SCHMERZ

STAGNIEREN

TRAGÖDIE

VERDRUSS

VERLUST

VERZWEIFLUNG

ZERSCHMETTERT

ZERSTÖRUNG

VARIATIONEN DER VERZWEIFLUNG: AUFLÖSUNG

G	O	T	T	V	E	R	L	A	S	S	E	N	S	N	A	J	O	N	E
E	K	R	B	E	T	T	E	L	A	R	M	A	M	C	C	P	E	I	N
D	R	A	I	R	E	V	E	R	L	U	S	T	E	H	H	S	D	E	O
E	A	G	N	Z	D	E	N	A	Z	P	W	H	L	I	R	M	E	D	M
M	F	O	K	W	D	R	O	N	E	I	A	E	A	N	A	I	E	E	A
U	T	E	O	E	I	D	S	D	R	O	L	A	N	G	S	T	M	R	R
E	L	D	M	I	F	R	K	Y	S	L	L	N	C	V	I	X	P	G	Z
T	O	I	P	F	R	U	C	R	T	L	A	A	H	A	M	C	O	E	E
I	S	E	E	L	E	S	A	O	O	O	M	K	O	L	L	A	P	S	R
G	I	M	T	U	U	S	J	O	E	C	C	U	L	E	E	L	I	C	S
T	G	I	E	N	D	E	S	T	R	U	K	T	I	V	E	L	S	H	C
I	K	E	N	G	L	U	Y	A	U	K	E	M	E	D	R	E	M	L	H
G	E	T	Z	T	O	Y	S	T	N	A	U	M	U	U	E	B	R	A	M
E	I	H	P	O	S	D	R	A	G	M	I	T	L	E	I	D	I	G	E
S	T	A	G	N	I	E	R	E	N	A	P	E	R	B	D	U	C	E	T
D	A	V	I	D	G	F	O	S	T	E	U	R	A	A	N	E	H	N	T
O	L	G	O	F	K	L	O	H	R	A	W	R	E	I	N	S	A	M	E
E	N	T	F	R	E	M	D	U	N	G	O	E	I	I	T	T	R	E	R
T	A	U	S	S	I	C	H	T	S	L	O	S	I	G	K	E	I	T	T
D	A	N	E	N	T	T	A	E	U	S	C	H	U	N	G	R	D	O	M

GUTE NACHT, FINSTERNIS
GUTENACHTGESCHICHTE FÜR SORGENVOLLE

In eines Messies Kammer
Lag ein kaputtes iPhone.
Und ein Leben in Scherben.
Sowie das Foto eines Pfarrers, der gerade mit dem Bräutigam durchbrennt.

Rechnungen waren noch offen.
Ein Kredit zurückgestuft.
Sechs Retalintabletten.
Eine einzige Abwärtsspirale.

Die Verkehrsnachrichten warnen vor morgendlichen Staus.
Ein Schlafloser wälzt sich herum und flüstert »Shhh«.

Gute Nacht, Verhängnis.
Gute Nacht, Finsternis.
Gute Nacht, Meteoriten, die mit Getöse vom Himmel fallen.

Gute Nacht, Schulden.
Gute Nacht, Ärger.
Gute Nacht, Sorgen.
Gute Nacht, Wut.
Gute Nacht, taube Hände, die prickeln.
Gute Nacht, blutendes Magengeschwür.

Gute Nacht, Pommes.
Gute Nacht, Lügen.
Gute Nacht, Brustenge.
Gute Nacht, Kokain.
Gute Nacht, verdächtiges Muttermal.
Gute Nacht, Angst vor Kontrollverlust.

Gute Nacht, Tausende, verloren bei Online-Wetten.
Gute Nacht, kritische Erinnerung, die ich jetzt vergesse.

Gute Nacht, betrunkener Text.
Gute Nacht, mangelnder Sex.
Gute Nacht, Steuerprüfung und Hinterziehung.
Gute Nacht, polizeiliche Ermittlung.

6 Uhr morgens. Zeit, aufzuwachen und dem
fürchterlichen Tag ins Gesicht zu sehen.
Aber jetzt ist sie müde und möchte schlafen gehen.
Gute Nacht, giftige Luft.
Gute Nacht, ihr Dinge da draußen, die ihr mich
überallhin verfolgt.

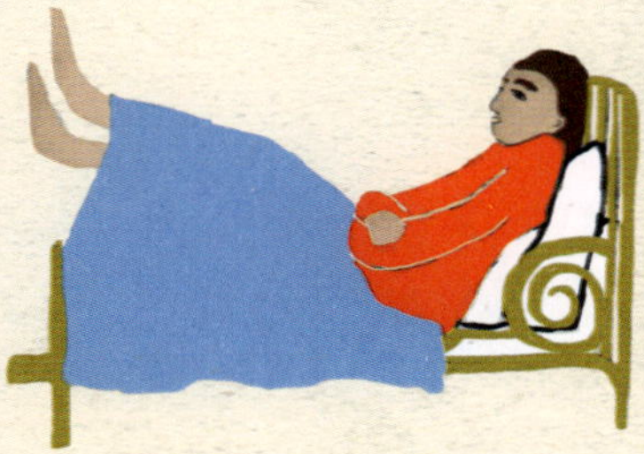

ZUSAMMENFASSUNG

Ehrlich gesagt, es ist erstaunlich, dass Sie noch da sind. Sehr gut! Mit Hilfe dieses Kapitels haben Sie versucht, den Geschehnissen in der Vergangenheit einen Sinn beizumessen. Sie haben sich mit Reue beschäftigt und einen Blick in die Zukunft gewagt, in der Hoffnung, alles würde klarwerden. (Das tat es natürlich nicht.) Und schließlich haben Sie sich mit den wichtigsten Aspekten der Depression auseinandergesetzt.

Sie sind also auf aktuellem Stand (selbst wenn Sie sich wahrscheinlich wieder hingelegt haben). Bleiben Sie dabei und rühren Sie sich nicht! Das nennt man im Depressions-Business Paralyse. Morgens sind Sie wie gelähmt, tagsüber fühlen Sie sich wie eingesperrt, und sobald die Sonne hinter dem Horizont verschwindet, verspüren Sie eine Sehnsucht, einen Mangel an Inhalt ebenso wie die Sinnlosigkeit (auch Existenzangst und Sinnlosigkeit genannt). Sie haben es geschafft!

Achten Sie auf Ihrer aufregenden Reise durch die Depression darauf, zwischen Vergangenheit und Zukunft hin und her zu springen. Mit der Zeit wird Ihnen dies in Fleisch und Blut übergehen. Wie im Film *Karate Kid* macht nur viel Übung den Meister. Bevor Sie sich versehen, sind Sie in der Lage, dem Glück so zuzusetzen, dass ihm das Lachen vergeht.

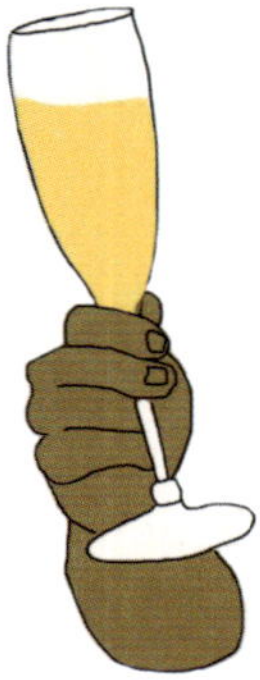

3. KAPITEL

DAS LEBEN IST SEHR, SEHR, SEHR TRAURIG

Sie verfügen nun über das Basiswissen für eine Depression und haben Ihre emotionale Grundlage für Reue und Angst gelegt. Hervorragend! Leider erhalten sich diese negativen Gefühle nicht von selbst aufrecht, zumindest nicht zu Beginn. Um Fortschritte zu erzielen, müssen Sie für ein Umfeld sorgen, das Ihre Negativität fördert, das Verzweiflung verstärkt und Sie von Hoffnung abschirmt. Auf diese Weise gelingt es Ihnen, schnell und effizient Gedanken zu entwickeln, die dafür sorgen, dass Sie deprimiert sind und Glück keine Chance hat.

Dieses Kapitel zeigt Ihnen eine Methode, die genau diesen Zweck erfüllt. Sie hilft Ihnen, dem Leben aus dem Weg zu gehen, sich andere Menschen vom Leib zu halten, und basiert auf unterschiedlichen Techniken, die Ihnen dabei helfen, dem Ziel der Selbstsabotage Ihrer Lebensumstände näherzukommen. Überlegen Sie, was als Ihre persönliche Abrissbirne funktionieren könnte: Ist es die Konfrontation Ihres inneren Kinderstars mit dem Erwachsenwerden? Es ist so, wie in der Hölle den Hahn einer Gasflasche zu öffnen. Haben Sie jemals gesehen, wie ein in einen Unfall verwickelter Wagen zurücksetzt? Genau das ist der Augenblick, der hier wichtig ist.

WAH!

GEDANKEN UND GEFÜHLE

Beginnen wir am besten mit Ihren pathetischen Gedanken. Möglicherweise gibt es Tage, an denen Sie sich noch ganz wohl fühlen. Das ist in Ordnung! Glücklicherweise funktioniert Depression wie eine billige erneuerbare Energiequelle. Jeden Tag schwappt unablässig eine Welle negativer Gedanken herein. Um sicherzustellen, dass diese Ideen widrigen Einflüssen wie Lächeln, Kindern und Morgen-Talkshows standhalten, müssen Sie Gedanken zweifelhafter Natur verdrängen.

Bei jedem negativen Gedanken müssen Sie sich fragen: Handelt es sich um eine Tatsache oder um eine Meinung?

Die Antwort ist immer gleich.

Geht es um einen negativen Gedanken, ist es eine Tatsache. Tauchen hoffnungsvolle Gedanken auf, ist es lediglich Ihre Meinung. Diese Differenzierung ist babyleicht, das könnte sogar ein kleines Kind schaffen, ein sehr wütendes, negatives und garstiges Kind.

NEGATIVE GEDANKEN = ☹

POSITIVE GEDANKEN = ☹

BEWERTUNGSSYSTEM FÜR GEDANKEN

1. Schritt				
Gedanken einfügen	Heute fühle ich mich hässlich. (−)	Ich kann helfen. (+)	Ich kann meine Rechnungen nicht bezahlen. (−)	Ich bin lustig. (+)
2. Schritt				
Umwandlung: Verwandeln Sie negative Gedanken in Fakten.	Ich bin hässlich.	⇩	Ich bin wertlos.	⇩
3. Schritt				
Umwandlung: Verwandeln Sie positive Gedanken in negative.	⇩	Ich bin destruktiv.	⇩	Ich bin traurig.
4. Schritt				
Setzen Sie vor jede Aussage »Jeder weiß, dass …	… ich hässlich bin.«	… ich destruktiv bin.«	… ich wertlos bin.«	… ich traurig bin.«
5. Schritt				
Beziehen Sie die Auswirkungen auf die Umwelt mit ein.	Ich verderbe jedem den Abend.	Ich zerstöre mich selbst und andere.	Ich trage zur Vernichtung globaler Ressourcen bei.	Ich sorge dafür, dass alle weinen.
6. Schritt				
Fügen Sie nun das Thema Tod hinzu.	Ich bin so hässlich, dass jemand einen Schlaganfall bekommt und stirbt, wenn er mich sieht.	Eine meiner destruktiven Aktivitäten wird dafür sorgen, dass durch eine Kettenreaktion jeder in meiner Umgebung in ein Erdloch fällt und stirbt.	Ich werde verarmt sterben.	Ich verursache die Sorte Liebeskummer, bei dem Betroffene aufhören zu essen, sich zu waschen oder sich noch mal zusammenreißen. Sie rollen sich ein, verkümmern und sterben.
7. Schritt				
Probieren Sie etwas Kreatives aus! Fügen Sie Ihr gewisses dramatisches Etwas hinzu und schauen Sie, wie weit Sie damit kommen!	Ich bin ein Mörder. Ich sorge dafür, dass Milch verdirbt. Ich erschaffe E.coli. Um meinen Hals sollte ein Schild mit der Aufschrift hängen: Entschuldigen Sie, dass ich lebe.	Ich bin an der globalen Erwärmung Schuld, ebenso für kleinere Blechschäden, Spannbettlaken, die sich nicht zusammenfalten lassen, Unhöflichkeit und Aufzüge, die vor Ihrer Nase zugehen.	Mein Tod würde von niemandem bemerkt, wären da nicht meine Kreditgeber und der Verwesungsgestank.	Ich bin der Grund, warum kleine Kinder heulen, Spielzeug kaputt geht und das WLAN zusammenbricht.

TÄGLICHE NEGATIONEN

Beginnen Sie jeden Tag mit der Übung »Tägliche Negationen«. Es handelt sich dabei um kurze Sätze, die Ihre Zweifel schüren, die Negativspirale ankurbeln und positive Gedanken gleich zu Beginn ausmerzen – herrlich! Im Laufe des Tages empfiehlt es sich, die auswendig gelernten Verneinungen zu wiederholen. Mit jeder Wiederholung verinnerlichen Sie deren Inhalt und sorgen dafür, dass sie alle Ihre Entscheidungen beeinflussen. Lesen Sie ein oder zwei Sätze vor dem Aufstehen. Machen Sie sich deren Bedeutung bewusst, schalten Sie den Wecker aus und drehen Sie sich noch mal um.

Was Ihr Vater über Sie gesagt hat, ist wahr.

Das ist ein hässliches Shirt.

Sie sollten mehr trinken.

Es wird Ihnen nie gelingen, Ihrem Chef zu beweisen,
dass Sie klüger sind als er.

Sie sollten sich nicht mit Kindern umgeben.

Man wird sich nicht an Sie erinnern.

Spüren Sie, dass jemand hinter Ihnen steht?
Das ist nur Ihr Hintern.

Ihr Computer weiß genau, was Sie vorhaben. Er mag Sie einfach nicht.
Um genau zu sein, hält er Sie für einen Idioten.
(Dasselbe gilt für den Drucker.)

Menschen überwinden Rückschläge wie den Ihren,
aber die sind anders, nämlich besser.

Schauen Sie, was in Ihrem Leben gut läuft. Nun, das ging schnell.

Es liegt nicht am Licht. Sie sehen wirklich so aus.

Machen Sie nur! Erlernen Sie eine neue Sprache und
seien Sie in zwei Sprachen nicht lustig!

Sie sind ein Wunder! Aber wahrscheinlich waren Sie Gottes letztes Wunder des Tages. Offensichtlich hatte er es eilig, aus dem Büro zu kommen, und ist nicht so ganz fertig geworden.

Ohne Facebook würde niemand sich an Ihren Geburtstag erinnern.

Öffnen Sie die Türen zu einem neuen Leben!
Sie müssen ziehen, nicht drücken, Sie Idiot.

Wenn Ihre Freunde niemanden erreichen, rufen sie Sie an,
um mit Ihnen Zeit zu verbringen. Sie sind die zweite Wahl.
Vielleicht eher die dritte.

Ihr Plan hat nicht nicht funktioniert.
Er hat sich einfach davongeschlichen.

Jeder weiß, dass Sie nichts zu tun haben.
Sie verschwenden einfach Zeit.

Ihr Leben ist genau so, wie es sein sollte.
Im Prinzip leisten Sie mehr, als Ihre Fähigkeiten es Ihnen erlauben.

Der Arzt schaut sich Ihre Untersuchungsergebnisse an und lacht.

Wenn jemand zu Ihnen sagt: »Du siehst heiß aus«,
meint er damit, dass Sie schwitzen.

Erinnern Sie sich an den Lehrer, der Ihnen in der 5. Klasse sagte,
Sie hätten Talent? Er meinte Talent auf dem Niveau
eines Fünftklässlers.

Jeder Topf findet seinen Deckel.
Sie sind die Ausnahme von der Regel.

FINDEN SIE IHRE INDIVIDUELLE POSE

Man kann sie nicht erlernen, die Pose innerer Zerrissenheit, man muss sie einfach erspüren. Dazu braucht es Geduld, Versenkung in sich selbst, Entschiedenheit und keine Motivation (gut für Sie). Sobald man die perfekte Haltung gefunden hat, kann man sie jahrelang durchhalten. Wie kann man bei anhaltender Bewegungslosigkeit wissen, ob man seine Depressionspose eingenommen hat oder einfach eingeschlafen ist? Genau!

Probieren Sie die folgenden Posen aus und wählen Sie die, die für Sie am besten passt. Dabei bleiben Sie.

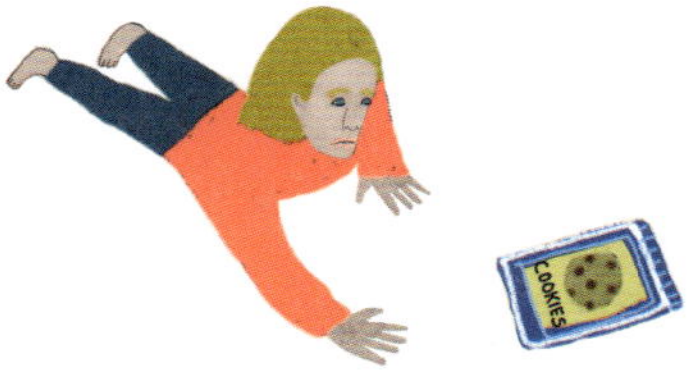

Das Faultier
Nachdem Sie wochenlang geschlafen haben, stellen Sie fest, dass Sie etwas brauchen – etwas zu trinken, zu essen, eine neue Speisekarte vom Lieferservice –, um zu überleben. Indem Sie nur Ihre Unterarme einsetzen, robben Sie sich langsam über den Boden, um an die gewünschten Nahrungsmittel zu kommen. Nutzen Sie die Zeit, in der Sie sich bewegen, um darüber nachzugrübeln, ob der Schmerz es wert ist.

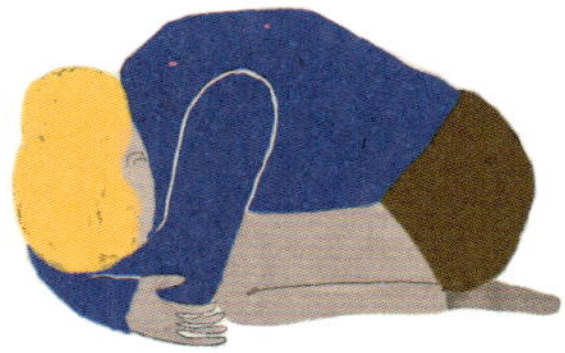

Die Raupe
Wenn eine Raupe von einem Ast fällt, rollt sie sich ein, um sich vor dem Stoß zu schützen. Imitieren Sie dieses Vorgehen, indem Sie Ihren Körper zusammenrollen und den Kopf zwischen den Armen verbergen. In dieser Haltung sind Sie vor den harschen Einwirkungen des Lebens ebenso geschützt wie vor Menschen, die glücklicher sind als Sie (also alle).

Der Gehängte

Sie kennen diesen Klassiker aus dem Flugzeug: Der Kopf einer schlafenden Person rouliert ohne Halt auf der Brust wie die Kugel auf einem Rouletterad. Profis schaffen das sogar während des Essens mit der Familie.

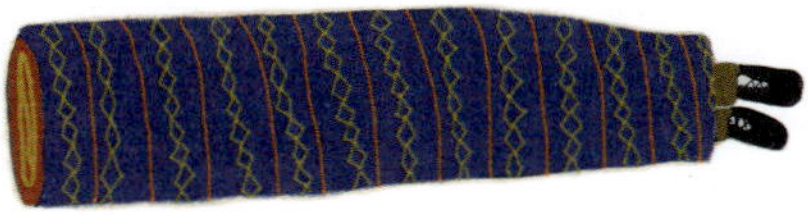

Der Sofadecken-Wrap

Breiten Sie die Decke aus und rollen Sie sich längs ein, stopfen Sie die beiden äußeren Ecken fest. Hier geht es nicht um die natürliche Haltung eines Neugeborenen, setzen Sie auf die schonungslose Streckung wie in einem Ostblock-Waisenhaus. Wenn Sie sich beengt, hilflos und verlassen fühlen, machen Sie es genau richtig. Sollten Sie sich nichts sehnlicher als das nächste Fläschchen wünschen, und die Flasche enthält Wodka, haben Sie den Bogen raus!

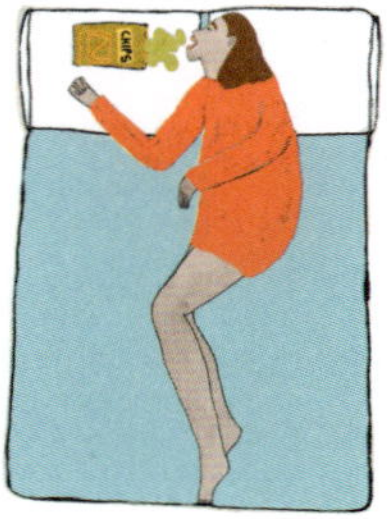

Verkrümeln Sie sich mit Krümeln

Jede nachgiebige Oberfläche wie ein Kopfkissen, Ihre Couch oder das Bett kann als Nahrungsmittelautomat dienen. Wenn Sie Nahrung brauchen, öffnen Sie gleichzeitig den Mund und pressen Ihr Kinn leicht auf die Oberfläche vor Ihrem Gesicht. Dank der Schwerkraft fallen Chips- oder Kuchenkrümel und andere stärkehaltigen Snacks einfach in Ihren Mund und stillen Ihren Hunger.

Der Reinfall

Er ist so, wie er heißt. Im Allgemeinen ist diese Pose für diejenigen reserviert, die nach Interaktion mit der Außenwelt nach Hause zurückkehren. Halten Sie sich nicht damit auf, sich auszuziehen. Stellen Sie sich vor das Fußende Ihres Bettes und lassen sich darauf fallen. Bleiben Sie so!

DINGE NICHT ZU ENDE BRINGEN

Depressive zeichnen sich durch unverzichtbare Vermeidungs-Kompetenz aus. Der Anfang ist am schwierigsten. Allerdings ist die gute Nachricht, dass das ja auch das Einzige ist, was Sie tun müssen! Schauen Sie sich die Beispiele an, und sobald Sie bereit sind (und keinen Augenblick früher), fangen Sie an, nichts zu unternehmen.

Schritt 1:
Entwickeln Sie eine tolle Idee!

Schritt 2:
Machen Sie sich viele Notizen zu dieser Idee. Wichtig: Schreiben Sie die Notizen an möglichst unterschiedlichen Orten auf: auf Servietten, in Ihrem Handy oder auf die Rückseite Ihrer Kontoauszüge.

Schritt 3:
Nehmen Sie sich vor, mit niemandem darüber zu reden, aus Angst, dass man Ihnen diese Idee klaut. Erzählen Sie jedem, Sie hätten eine Superidee, die Ihr Leben verändern wird. Verraten Sie sie dann doch, um vorzeitiges Lob einzuheimsen.

Schritt 4:
Setzen Sie sich das Ziel, Ihren Plan bis zum Abendessen auszuarbeiten.

Schritt 5:
Suchen Sie all Ihre Notizen zusammen. Selbstverständlich werden sie nicht vollständig sein. Leider erinnern Sie sich nicht mehr, was fehlt, denn als kreativer Mensch leiden Sie unter Wahrnehmungsveränderungen, wenn Sie im kreativen Prozess stecken. Aber Sie sind sich sicher, dass die fehlenden Notizen die entscheidenden waren!

Schritt 6:
Legen Sie einen Ordner an.

Schritt 7:
Erstellen Sie eine Liste von Dingen, die als Nächstes erledigt werden müssen. Sie merken: Irgendwas stimmt da nicht.

Schritt 8:
Rufen Sie einen Freund an.

Schritt 9:
Essen Sie eine Kleinigkeit.

Schritt 10:
Verbringen Sie zwei Stunden damit, Ihren Lieblingskuli zu suchen.

Schritt 11:
Machen Sie eine Liste mit Büromaterialien, die Sie kaufen wollen.

Schritt 12:
Räumen Sie Ihren Arbeitsplatz nach den Regeln des Feng Shui um.

Schritt 13 a–f:
Recherchieren Sie die Regeln des Feng Shui.
Recherchieren Sie die Nachrichten des Tages.
Recherchieren Sie Ihr Horoskop.
Recherchieren Sie das Horoskop Ihres oder Ihrer Ex.
Recherchieren Sie Tipps für Vorträge, Willensstärke und Erfolg.

Schritt 14:
Machen Sie eine Pause, genehmigen Sie sich einen Drink. Sie können nicht arbeiten, wenn Sie so angespannt sind.

Schritt 15:
Schwören Sie dem Internet ab. Aber erst recherchieren Sie noch auf www.gesundheit.de, was es mit der komischen Beule auf Ihrer Zunge auf sich hat.

---

15 a.
Machen Sie sich klar, dass Sie sterben werden und sich von ihren Lieben verabschieden müssen.

---

15 b.
Machen Sie einen Arzttermin aus.

---

15 c.
Holen Sie eine zweite Meinung ein. Dann eine dritte, vierte und fünfte.

Schritt 16:
Beginnen Sie eine Traumatherapie. Akzeptieren Sie die Tatsache, dass Sie sich gerade sehr gefürchtet haben und dass es Ihnen noch nicht gut genug geht, um irgendetwas Neues anzufangen. Auch wenn Sie es nicht schaffen, Ihr Projekt durchzuziehen, schmälert es nicht die Tatsache, dass Sie ein Genie sind.

Schritt 17:
Listen Sie all Ihre anderen tollen Ideen auf. Kringeln Sie diejenigen ein, die besser als Ihr aktuelles Projekt sind.

Schritt 18:
Stellen Sie sich dem Gedanken, dass weder Feen noch Elfen unsere Ideen umsetzen, aber hoffen Sie insgeheim weiter, dass eine göttliche Fügung Sie ans Ziel bringen wird.

Schritt 19:
Wenn Sie das flüchtige Gefühl verspüren, aktiv werden zu wollen, atmen Sie aus. Lassen Sie los. Sie dürfen nie vergessen, dass die tolle Idee in Ihrem Kopf existiert. Das muss reichen.

Schritt 20:
Schließlich, und das ist der wichtigste Schritt, müssen Sie bedenken, dass …

ECONOMY-DEPRESSION

Gleich einer Stadt unter Belagerung werden Ihre Beziehungen, Auto, Gesundheit und Rücklagen zügig dahinschmelzen. Während dies die Chance ist, eine erstklassige depressive Erfahrung in all ihren Dimensionen zu machen, stellen Sie möglicherweise fest, dass Sie nicht über genügend Geld verfügen, die Abwärtsspirale zu finanzieren. Aber Gott sei Dank leben wir ja im Zeitalter des Selbermachens. Folgende nützliche Tabelle zeigt Ihnen auf, wie selbst eine verschrobene Person wie Sie die nötigsten Dinge zusammenraffen kann, um das Beste aus einer Depression herauszuholen.

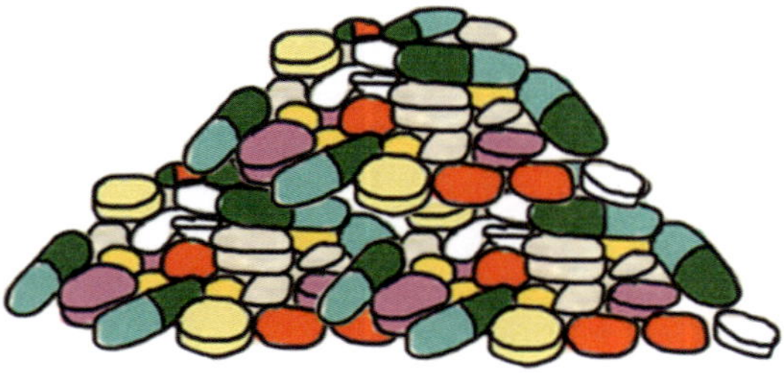

Unentbehrliche Hilfsmittel	Ersatz	Einsparung in €
Psychotherapeut	Probieren Sie es mit einer Ratgebersendung im Fernsehen aus. *Messies bei lebendigem Leibe begraben* im Bildungsfernsehen ist dafür ein gutes Beispiel. Außerdem helfen Ihnen Dr. Sommer, Dr. Eckart von Hirschhausen und Dr. Pepper. Oder Sie verabschieden sich von der Idee der Psychotherapie und suchen sich lieber einen Psychopathen auf www.my-hammer.de. Der ist zwar nicht so effektiv, macht aber mehr Spaß!	100 € pro Woche
Psychiater	Wenden Sie sich an den Typen, der in der Schule mit Drogen gedealt hat, oder fallen Sie über den Medizinschrank Ihrer Freundin her. Sie wissen schon, welche.	300 € im Monat + Rezeptgebühren
Alprazolam	Essen aus dem China-Imbiss, heruntergespült mit einem Schlafmittel aus der Drogerie.	50 € im Monat
Amphetamine	Mischen Sie zu gleichen Teilen Energydrink, Lakritzschnaps und leichten Hustensaft.	55 € im Monat (und Sie brauchen nichts mehr zu essen)
toxische Beziehung	Versuchen Sie statt einer gesunden Beziehung, jemanden aus der Therapiegruppe oder dem Kaffeekränzchen Ihrer Kirchengemeinde aufzureißen. Dort gibt es kostenlos Kaffee und Gebäck. Außerdem wird von den Teilnehmern erwartet, dass sie werturteilsfrei zuhören. Ein Fest für die Seele!	30 Jahre Mittelmäßigkeit, die Sie auch ohne Hilfe hinkriegen
Fressattacken	• Probiertheken im Supermarkt • Seminare über Timesharing • Beerdigungen • Frühstück im Holiday Inn	25 € in der Woche
Binge Watching	Wenn Sie Kabelfernsehen haben, schauen Sie sich den Reality-Show-Marathon an. So können Sie sich gleichzeitig ekeln und fühlen sich doch über die menschliche Rasse erhaben. Sollten Sie kein Kabel haben, »arbeiten« Sie ehrenamtlich im Altersheim oder freunden sich mit einem Rentner an, der dieselben Sendungen wie Sie mag.	100 € im Monat
Alkohol	Probieren Sie es mal mit Hustensaft oder Selbstgebranntem.	140 € im Monat
gutes Hasch	Sollten Sie keinen Zugang zu gutem Hasch haben, gehen Sie mit einem Dealer aus oder geben sich mit schlechtem Hasch zufrieden.	300 € pro Woche
schlechtes Hasch	Echte Katzenminze!	40 € pro Woche
	Einsparungen gesamt	30 000 €

PSYCHIATRISCHE ANAMNESE:

Du liebe Zeit!

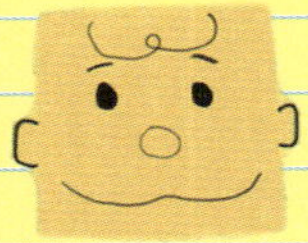

PATIENTENINFORMATION

Name: Charlie Brown
Wird auch liebevoll genannt: Chuck
Wird weniger liebevoll genannt: Klotzkopf
Lebensdaten: 2. Oktober 1950 – unendlich (das erschwert das Setzen von Zielen)
Lebte glücklich und zufrieden: nie (aber sein Hund war happy)
Beruf: Protagonist, Loser beim Baseball

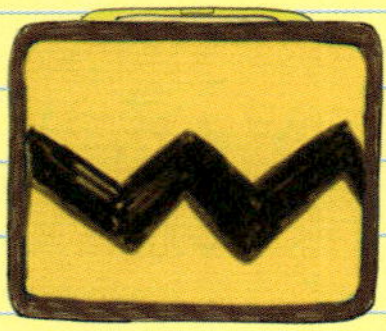

Karrierehöhepunkte:
Schlittschuhlaufen
Thanksgiving-Parade
Brotdosen

Karrieretiefs:
Werbeauftritt für einen Versicherungskonzern.
(Da Charlie Brown weder altert noch wächst oder Führerschein macht, ist er nie mit seiner Rolle als Versicherungsvertreter warm geworden.)

FALLGESCHICHTE

Symptome:

- Wechselt anscheinend nie sein T-Shirt.
- Vorzeitiger Haarausfall oder mangelnder Haarwuchs.
- Patient hat das Gefühl, sein Leben sei schon vorgezeichnet.
- Es fällt ihm morgens schwer aufzustehen, und abends geht er mit dem Gefühl ins Bett, leicht beschmutzt zu sein.
- Leidet an Feiertagen unter negativen Déjà-vu-Erlebnissen.

Bisherige Behandlung:
Behandelnde Ärztin war eine gewisse Dr. Lucy.
Die Behandlung wurde abgebrochen, weil sie nur Patienten ausgewählter Krankenkassen behandelt. Seine Versicherung zahlt offensichtlich nur im Todesfall.

Risikofaktoren:

- Unfähigkeit zu altern.
- Versteht Erwachsene nicht.
- Fühlt sich von seinem Hund unverstanden.
- Kein Zugriff auf Radiergummis.

Behandlungsempfehlung:

- Geben Sie die Hoffnung auf.
- Geben Sie American Football auf.
- Suchen Sie sich andere Freunde.

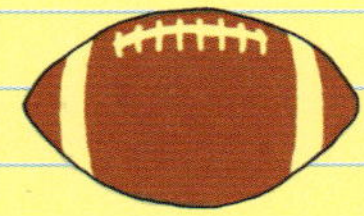

REISEFÜHRER DEPRESSION

Glücklicherweise kommt Depression in jeder Klimazone vor, obgleich sie in geschlossenen Räumen am besten gedeiht. Die kurze Übersicht (siehe unten) zeigt Städte mit deprimierenden Ökosystemen, die sich auf Ihre Depression günstig auswirken, sie unterfüttern und stärken. Dort werden Sie Gleichgesinnte finden, die allerdings ebenso wenig mit Ihnen sprechen möchten wie Sie selbst.

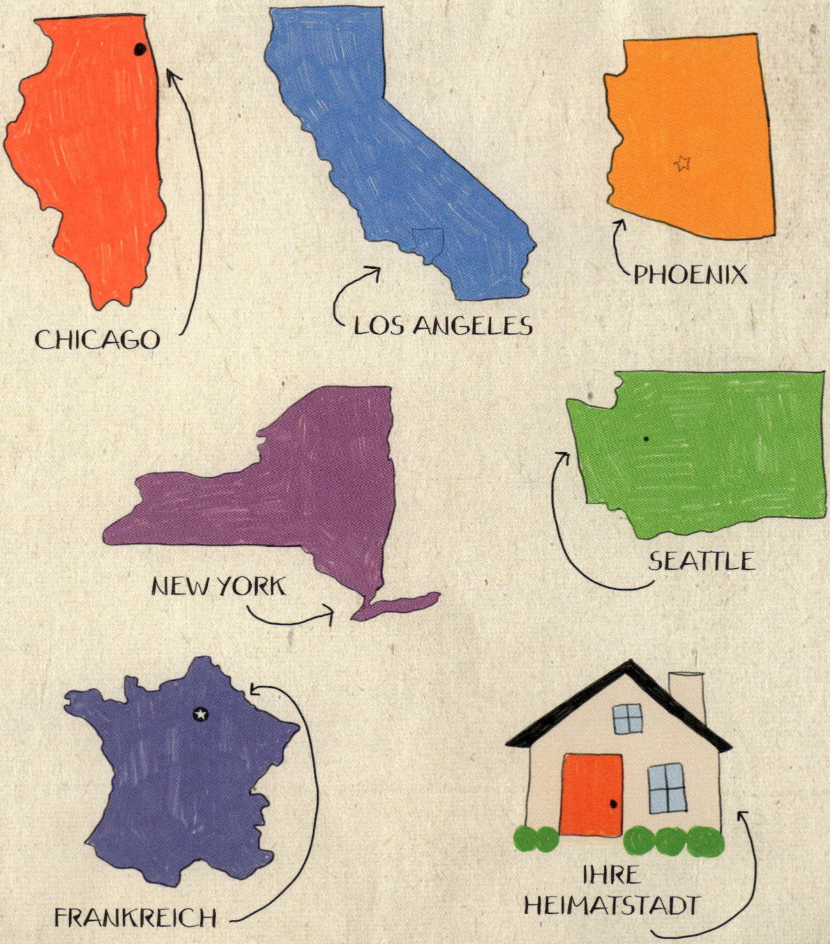

DEPRESSIONS-HIGHLIGHTS IN

SEATTLE

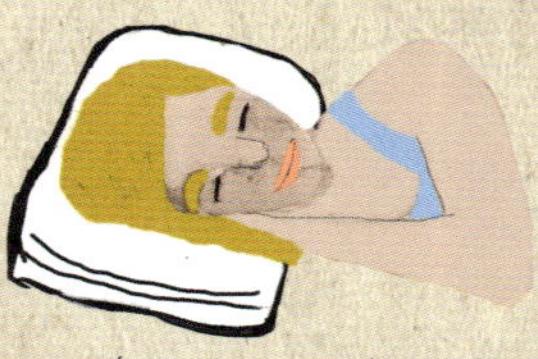

1. Schlafen Sie tagsüber ohne Hilfe von Verdunkelungsvorhängen.

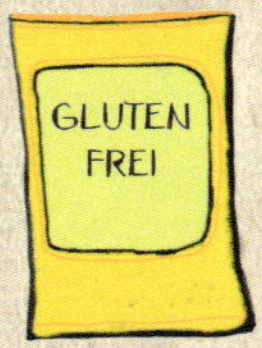

2. Ohne all diese gluten- und laktosefreie Kost ohne genmanipulierte Inhaltsstoffe schlucken Sie Ihre Gefühle mit viel mehr Genuss herunter.

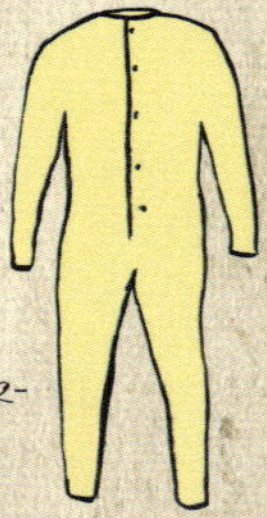

3. Nur in dieser Stadt zählen lange Unterhosen als Dessous.

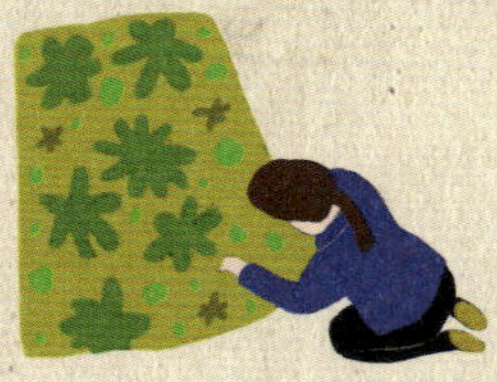

4. „Ich kümmere mich gerade um den Bioabfall" wird als Ausrede, um keinen Sex haben zu müssen, akzeptiert.

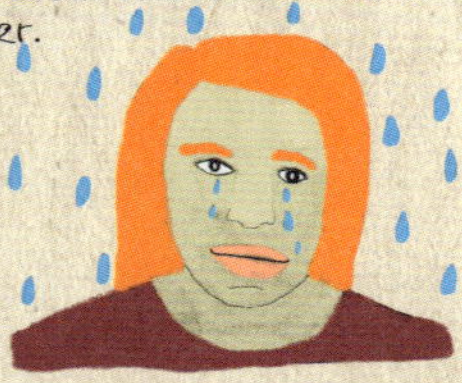

5. Bei diesem Regen sieht man nicht, dass Sie weinen.

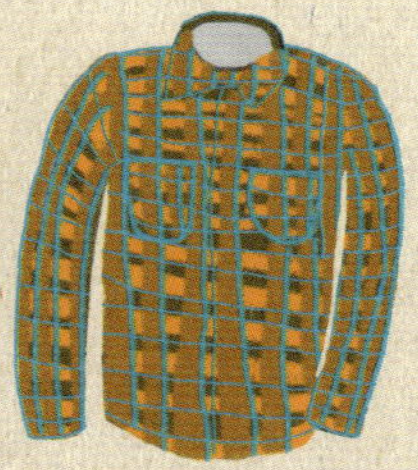

6. Entdecken Sie 95 verschiedene Flanellstoffe, die Ihnen viel zu teuer sind.

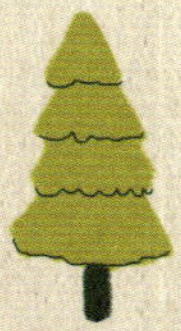

7. Nie kann Ihr persönliches Leid das der Umwelt übertreffen.

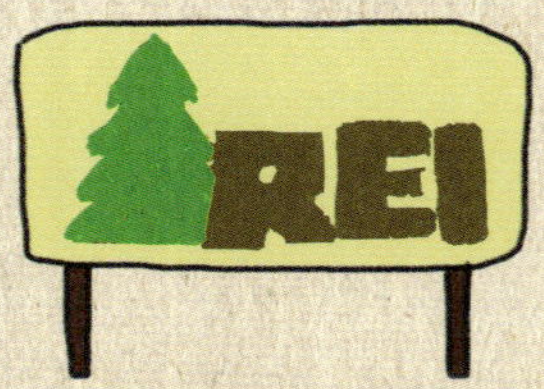

8. Kaufen Sie bei Outdoor-Ausrüstern ein, ohne ein Abenteuer zu riskieren.

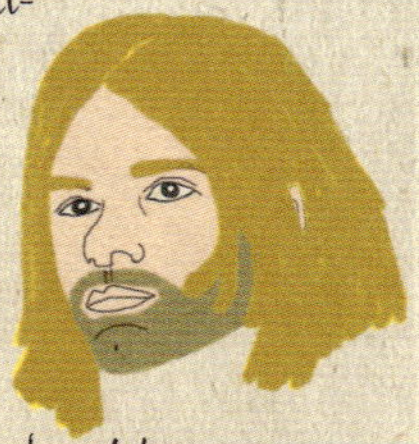

9. Spüren Sie den feuchten kalten Geist von Kurt Cobain.

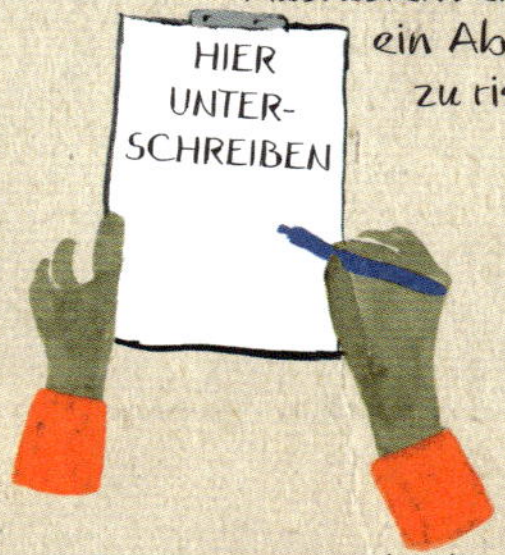

10. Jeden Tag werden Sie aufgefordert, eine Petition zu unterschreiben, um etwas Schlimmes zu verhindern, etwas noch Schlimmeres als Ihr Dasein.

DEPRESSIONS-HIGHLIGHTS IN

LOS ANGELES

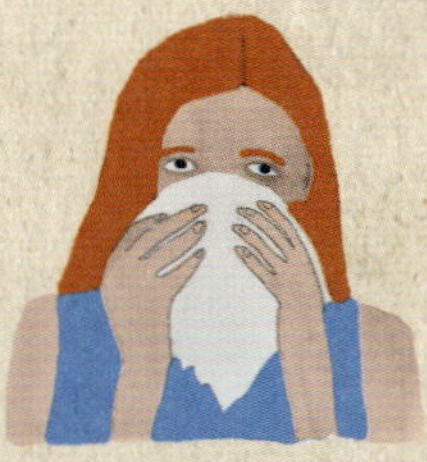

1. Noch wichtiger als Ihre Bekanntschaft mit vermeintlichen Promis ist, gegen was Sie allergisch reagieren.

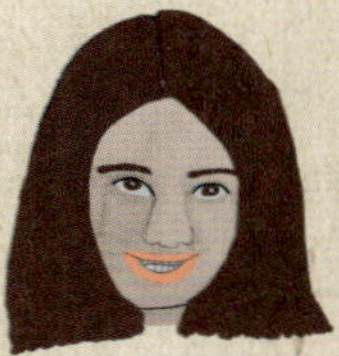

2. Erzählen Sie anderen von Ihrer Depression und hören Sie, wie deren Heilung durch Selbstliebe trotz aller Widerstände gelang.

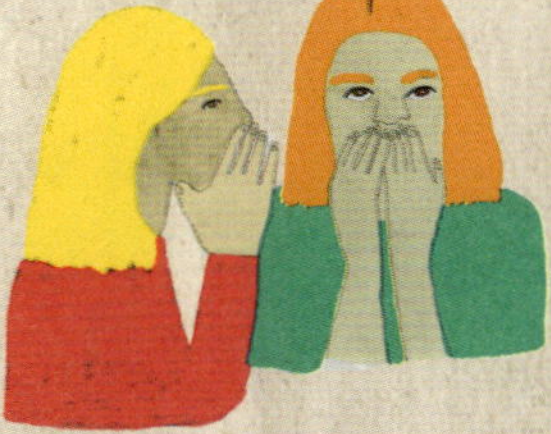

3. Die Cliquen in der Schule waren gar nicht so schlimm.

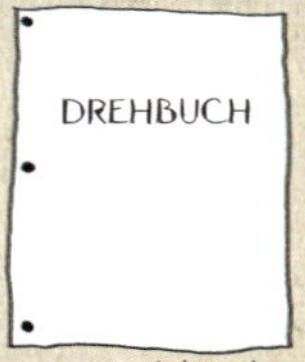

4. An einem Drehbuch zu arbeiten ist eine absolut akzeptable Antwort auf die Frage, was Sie in den letzten 20 Jahren gemacht haben.

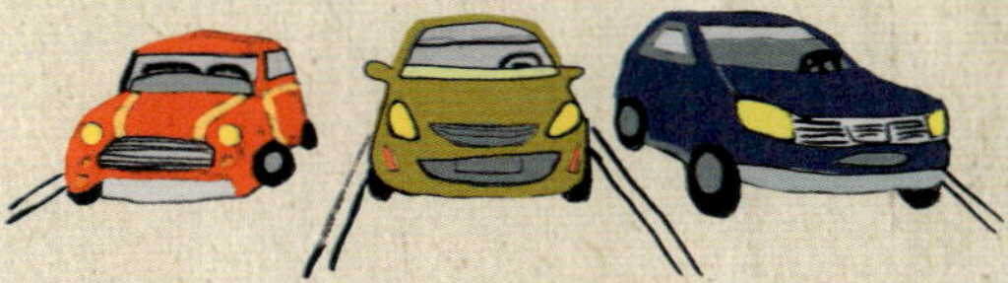

5. Sie werden sehen: 80 % des Lebens bestehen darin, sich zu zeigen, die anderen 180 % darin, einen Parkplatz zu suchen.

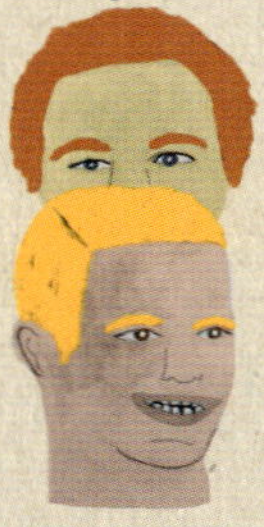

6. Die perfekte Stadt, um mit jemandem auszugehen, der sich für die Person interessiert, die hinter Ihnen sitzt.

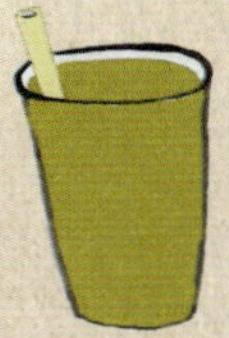

7. Verglichen mit den Smoothie-Preisen ist Hasch wirklich günstig.

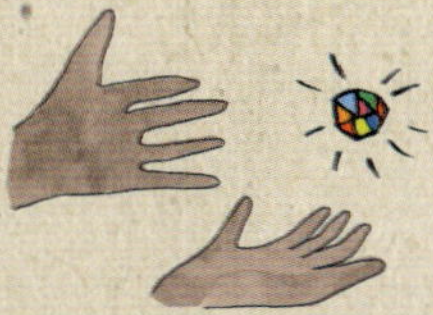

8. Wenn Sie keine neue Religion finden können, denken Sie sich eine aus.

9. Auch wenn Sie zu spät dran sind, kommen Sie immer noch pünktlich.

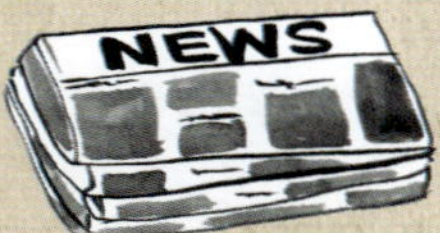

10. Um Weltgeschehen und Nachrichten brauchen Sie sich nicht zu kümmern, warten Sie darauf, bis sie zum Blockbuster geworden sind.

DEPRESSIONS-HIGHLIGHTS IN

NEW YORK

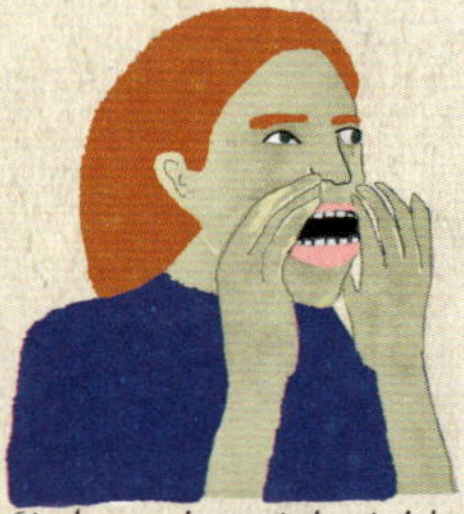

1. Sie brauchen sich nicht selbst zu beschimpfen, das übernehmen schon andere für Sie.

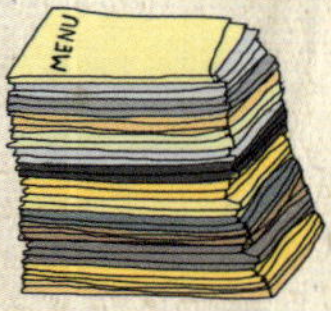

2. Die Anzahl der Lieferdienste übersteigt sogar den Grad Ihrer Verbitterung.

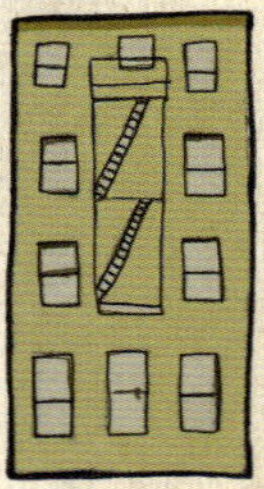

3. Zwanzig Jahre lang in derselben Wohnung zu wohnen ist ein Erfolg.

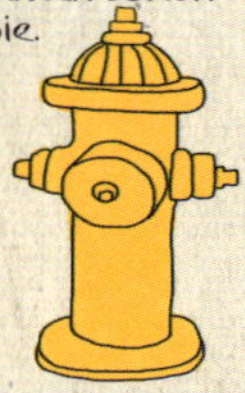

4. Entdecken Sie neue Aktivitäten, etwa das Zählen der Orte, an denen es nach Pisse riecht.

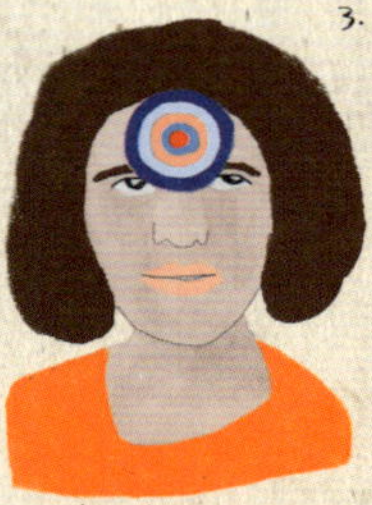

5. Verabschieden Sie sich von Ihrer Paranoia, Sie sind tatsächlich Zielscheibe.

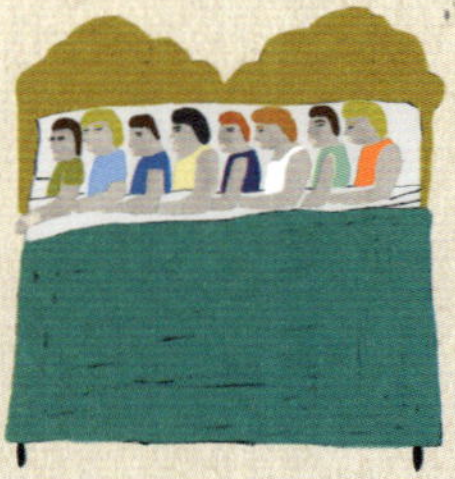

6. Niemand erwartet von Ihnen, dass Sie Leute zu sich nach Hause einladen – dort sind ja schon Ihre acht Mitbewohner.

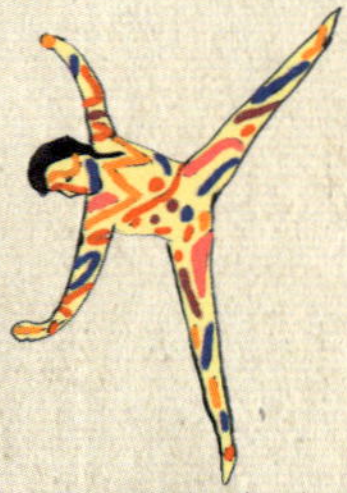

7. In der Innenstadt gilt Ihr irritierendes Verhalten als Aktionskunst.

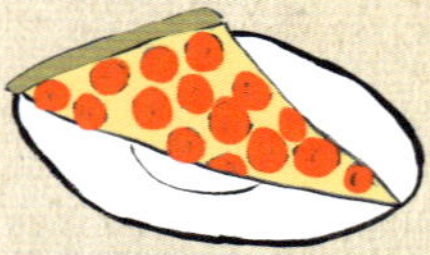

8. Nahrungs-Highlight des Tages: morgens um 2 eine Pizza.

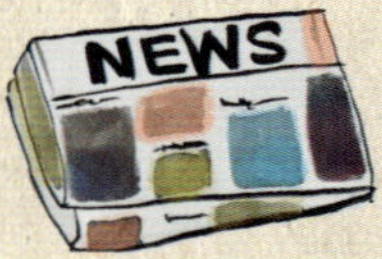

9. Um es mit Frank Sinatra zu sagen: »Start spreading the news: You can't make it anywhere!«

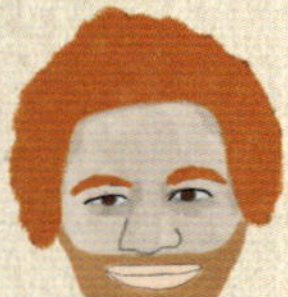

10. Sie haben einen Monat lang nicht geduscht und riechen besser als New Jersey.

DEPRESSIONS-HIGHLIGHTS IN

CHICAGO

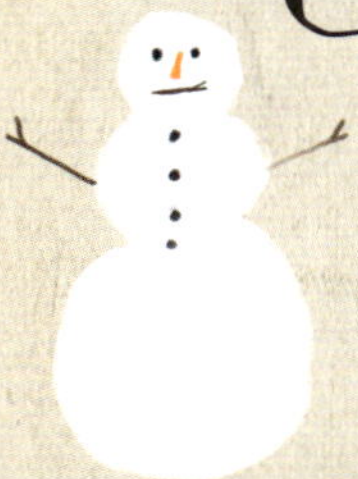

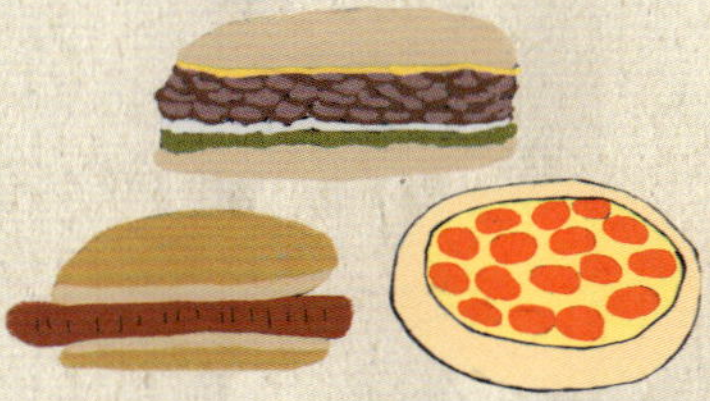

1. Die 30 km Wanderwege entlang Lake Michigan sind unter 5m Schnee begraben, Sie können also ruhig zu Hause bleiben.

2. Typische Chicagoer Pizza, Hotdogs und Rinderschmorbraten machen es leicht, alle Vorsätze zu vergessen.

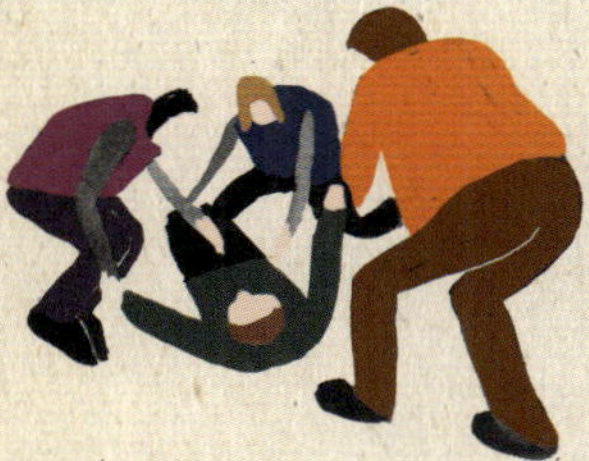

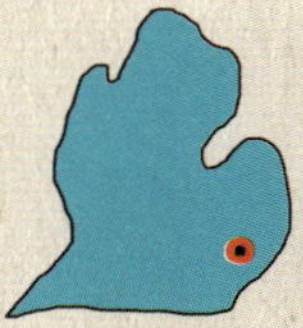

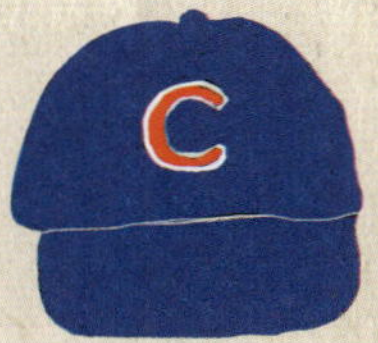

4. Wenn Sie sich vollkommen aufgeben wollen, gehen Sie nach Detroit, das ist um die Ecke.

5. Sie haben mehr Erfolg als die einheimische Baseball-Mannschaft.

3. Aufgrund der Gewaltrate auf den Straßen muss ein Selbstmord sorgfältig geplant werden.

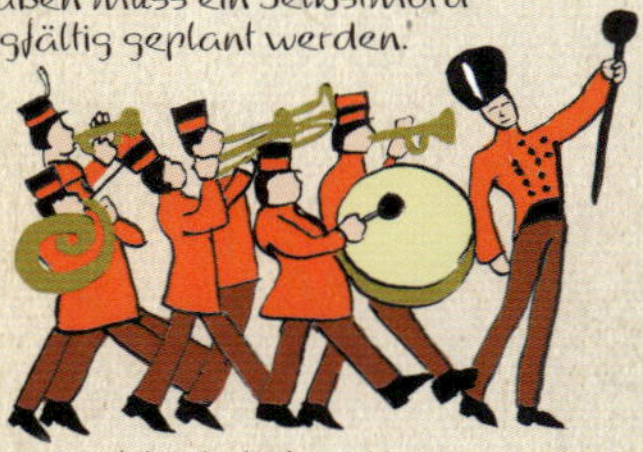

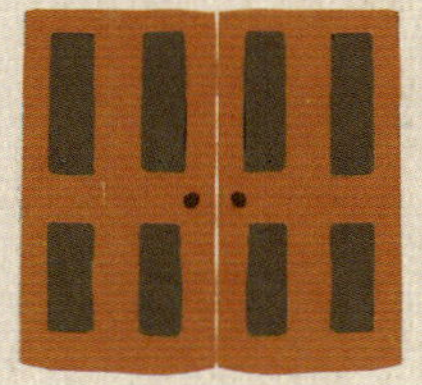

6. Es gibt jährlich 36 Umzüge, da können Sie mitmarschieren und gleichzeitig trinken.

7. Wenn Ihnen alle Türen vor der Nase zuschlagen, schieben Sie es auf den Wind.

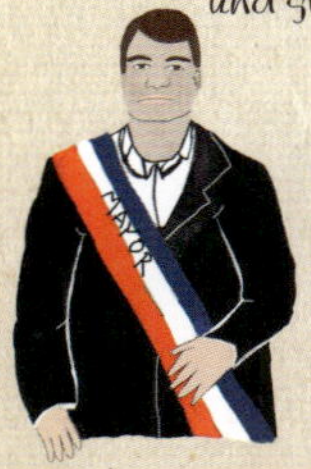

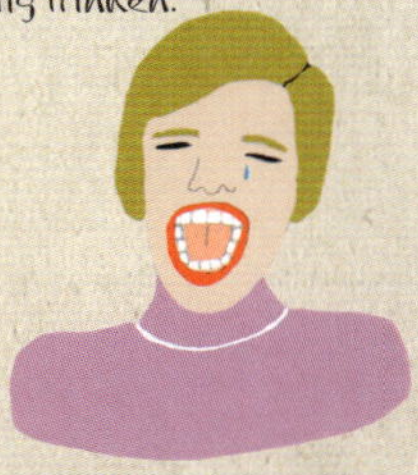

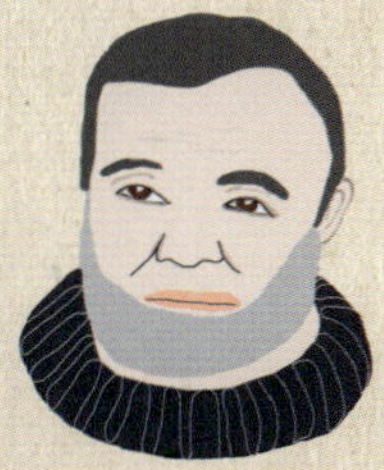

8. Mit Ihrer fragwürdigen Vergangenheit können Sie sich zum Bürgermeister wählen lassen.

9. Treten Sie einem Chor oder einer Selbsthilfegruppe bei – Hauptsache, Sie singen, während Sie deprimiert sind.

10. Auf, auf, Chicagoer, Ihr werdet die Oberhand gewinnen, Euer Sohn Hemingway verübte Selbstmord.

DEPRESSIONS-HIGHLIGHTS IN

PHOENIX

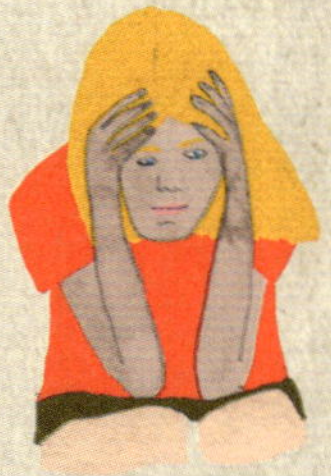

1. Werden Sie gefragt, ob Sie depressiv sind, antworten Sie: „Ja, aber es ist eine trockene Depression.“

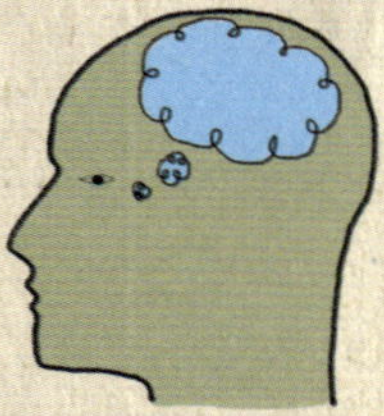

2. Es gibt ein Mittel gegen PTBS! Irgendwann langweilen sich auch die traumatischen Erinnerungen und verschwinden.

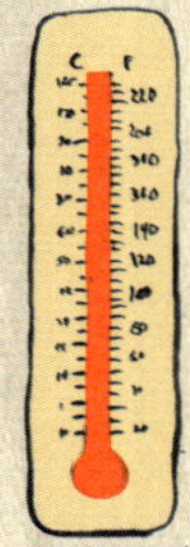

3. Wenn Sie erst einmal die Temperaturen in der Hölle kennen, wollen Sie sich nicht mehr umbringen.

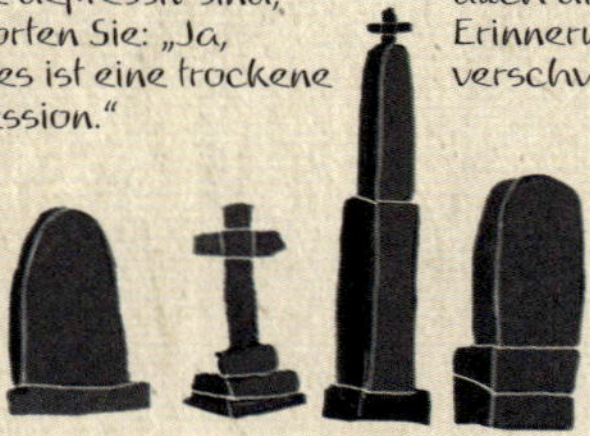

4. Es gibt so viele Beerdigungen – Sie können immer und überall weinen.

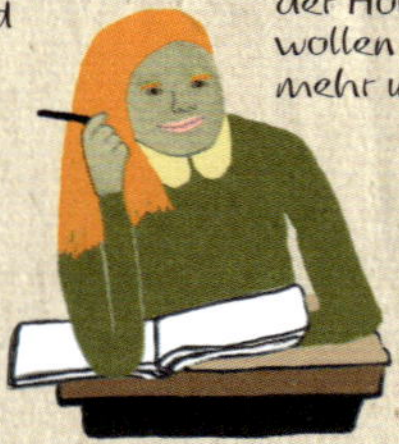

5. Erleben Sie die 10. Klasse noch einmal! Schreiben Sie sich in der Arizona State University ein.

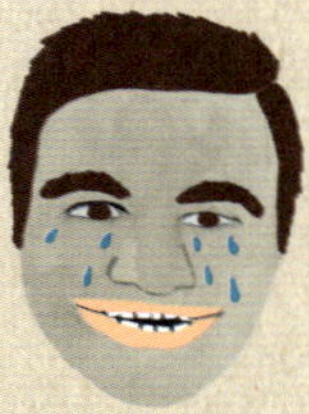

6. Die Leute glauben Ihnen, wenn Sie behaupten, Ihre Tränen seien nur Schweißtropfen.

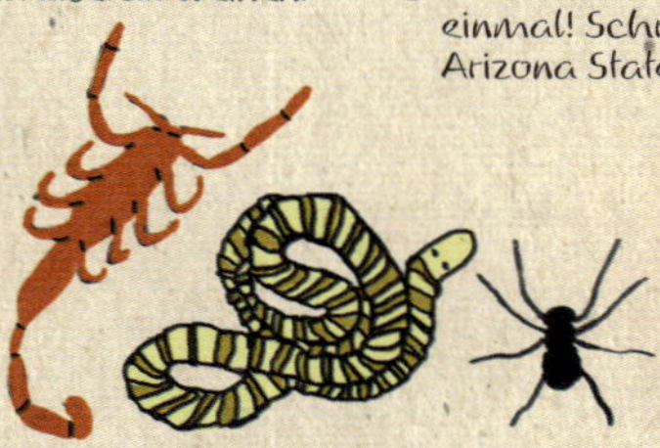

7. Mit all diesen giftigen Schlangen, Spinnen und Skorpionen wird es nicht mehr nötig sein, sich umzubringen. Die erledigen das schon!

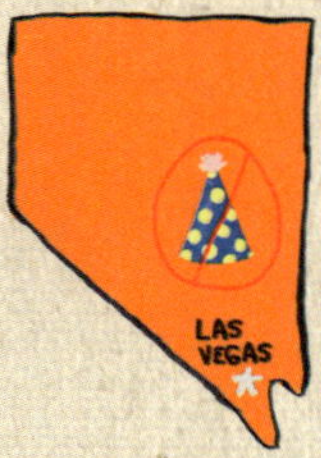

8. Erleben Sie Vegas ohne all den nervigen Spaß.

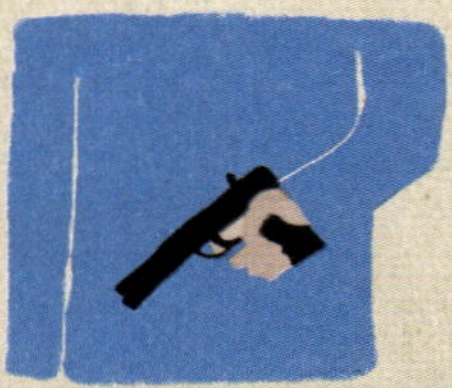

9. Suchen Sie sich einen Ort, an dem Sie Ihre Gefühle und Ihre Waffen verstecken können.

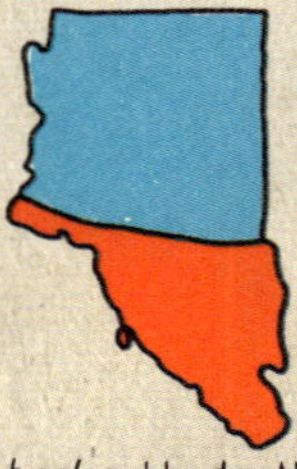

10. Aufrecht gehen! In der Nähe dieser Grenze wollen Sie nicht mehr so unsicher wirken.

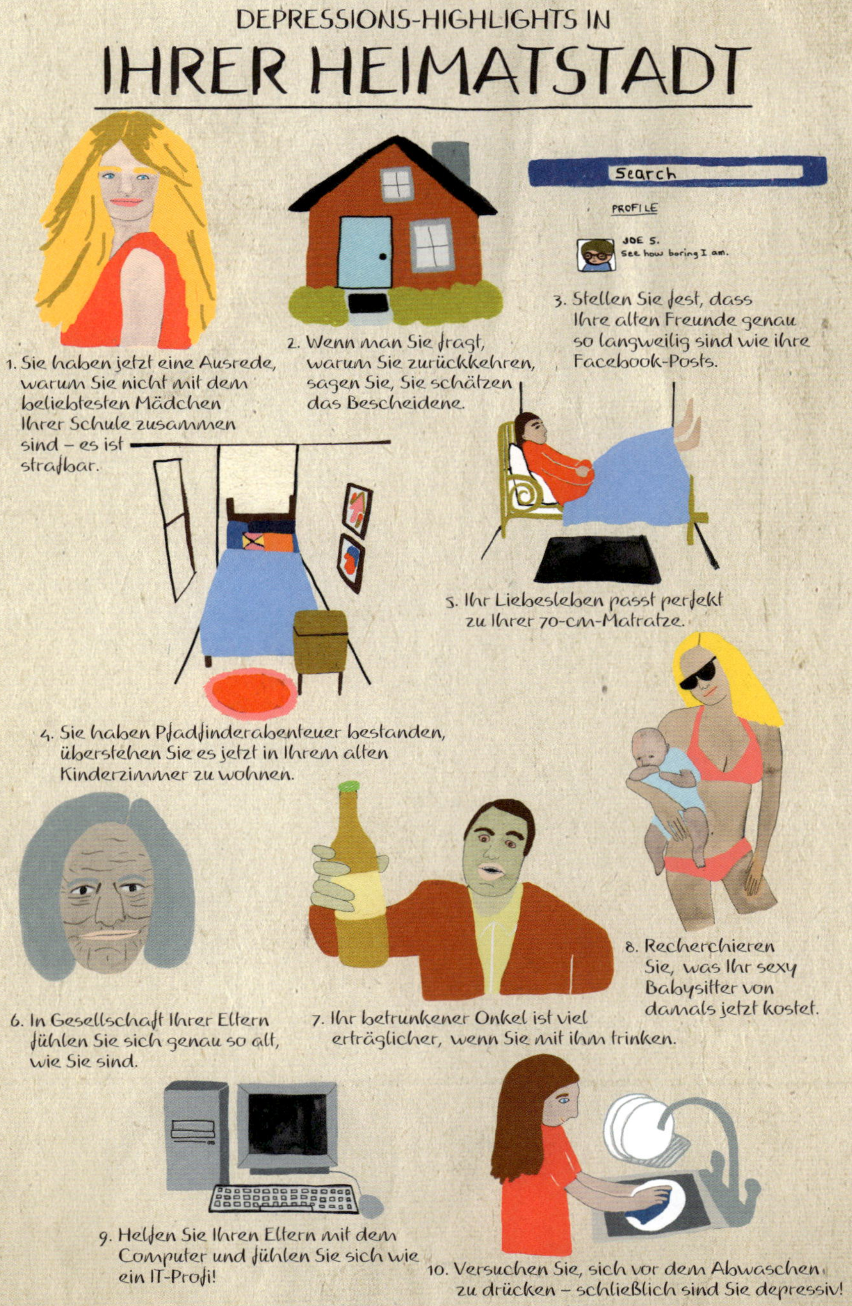
DEPRESSIONS-HIGHLIGHTS IN
IHRER HEIMATSTADT
Search
PROFILE
JOE S.
See how boring I am.
1. Sie haben jetzt eine Ausrede, warum Sie nicht mit dem beliebtesten Mädchen Ihrer Schule zusammen sind – es ist strafbar.
2. Wenn man Sie fragt, warum Sie zurückkehren, sagen Sie, Sie schätzen das Bescheidene.
3. Stellen Sie fest, dass Ihre alten Freunde genau so langweilig sind wie ihre Facebook-Posts.
4. Sie haben Pfadfinderabenteuer bestanden, überstehen Sie es jetzt in Ihrem alten Kinderzimmer zu wohnen.
5. Ihr Liebesleben passt perfekt zu Ihrer 70-cm-Matratze.
6. In Gesellschaft Ihrer Eltern fühlen Sie sich genau so alt, wie Sie sind.
7. Ihr betrunkener Onkel ist viel erträglicher, wenn Sie mit ihm trinken.
8. Recherchieren Sie, was Ihr sexy Babysitter von damals jetzt kostet.
9. Helfen Sie Ihren Eltern mit dem Computer und fühlen Sie sich wie ein IT-Profi!
10. Versuchen Sie, sich vor dem Abwaschen zu drücken – schließlich sind Sie depressiv!

DEPRESSIONS-HIGHLIGHTS IN

FRANKREICH

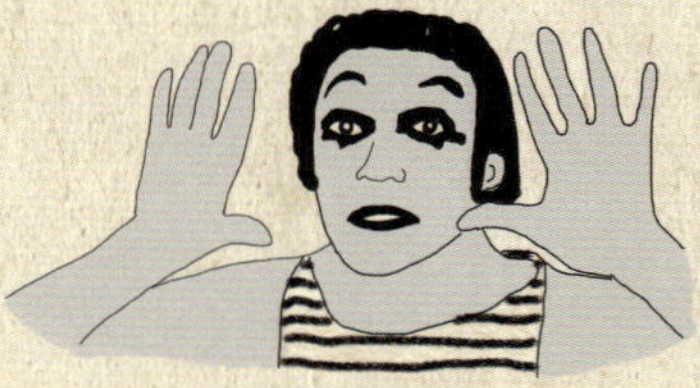

1. Schweigen Sie hartnäckig. Es ist Ihre Version von Marcel Marceau.

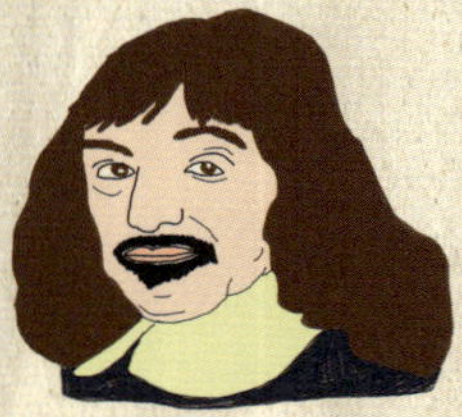

2. Lernen Sie von Descartes: »Ich denke, also bin ich deprimiert.«

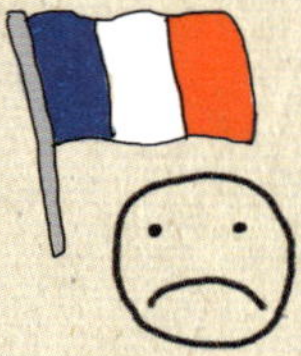

3. Erzählen Sie den Leuten, Sie seien nicht depressiv, Sie seien Les Misérables.

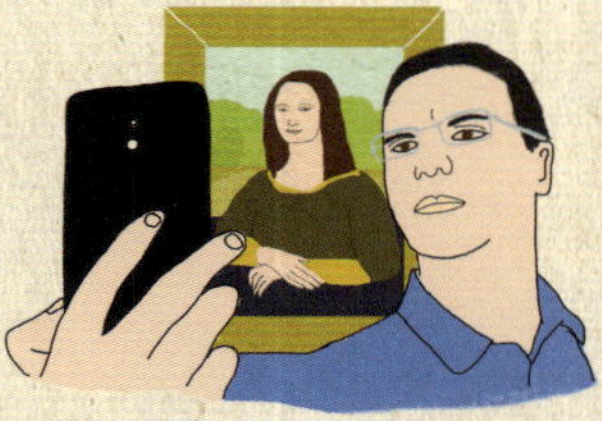

4. Machen Sie ein Selfie neben der Mona Lisa … Sie werden fröhlich aussehen!

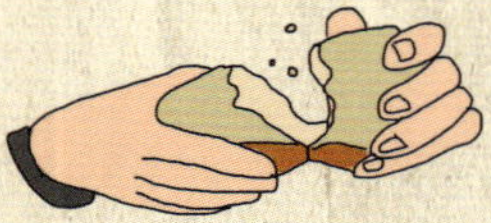

5. Essen Sie wie die Franzosen Baguette und stellen Sie fest, es liegt tatsächlich an Ihrem Metabolismus.

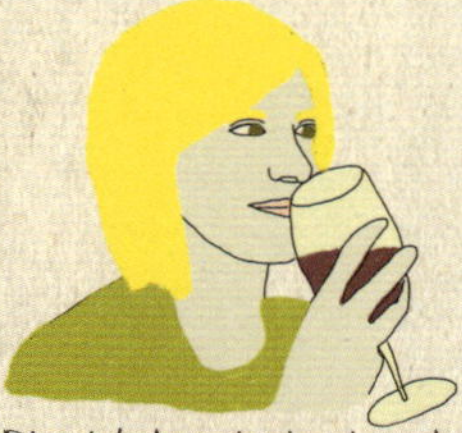

6. Dies ist das einzige Land, in dem man den ganzen Tag im Bett verbringen und Wein trinken kann, ohne als Alkoholiker zu gelten.

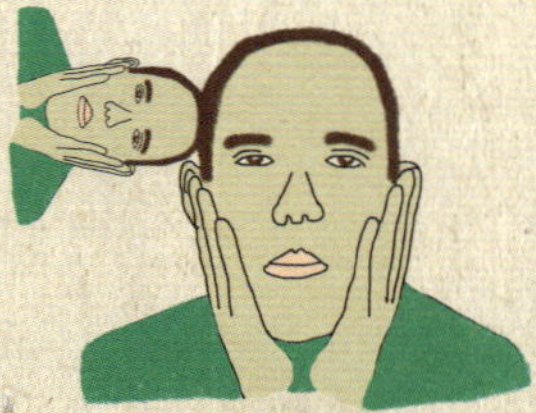

7. Ihre Depression ist nicht chronisch, es handelt sich um ein Déjà-vu.

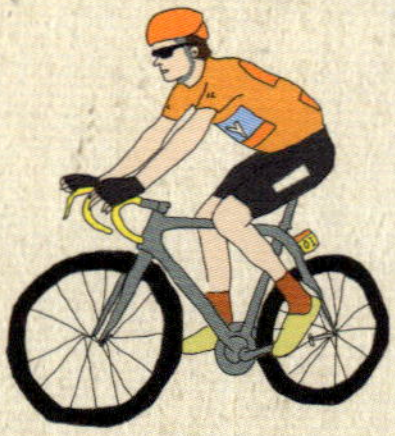

8. Mit den ganzen Drogen, die Sie nehmen, qualifizieren Sie sich vielleicht sogar für die Tour de France.

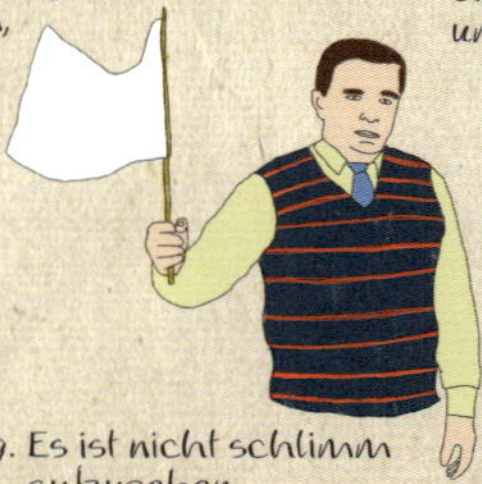

9. Es ist nicht schlimm aufzugeben.

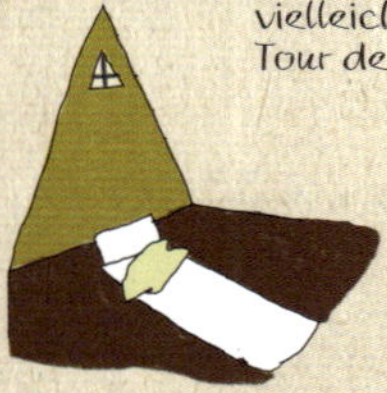

10. Es gehört sich, verarmt in einer Mansarde zu sterben.

ICH HABE ES VERMASSELT

Die Katastrophen der Vergangenheit beeinflussen Ihre Zukunft. Legen Sie ein Versagens-Tagebuch an, um Daten zu sammeln und damit einen vollständigen Überblick über den entstandenen Schaden zu erhalten. Diese Informationen führen dazu, dass Sie Ihre »Inspirationen« zugunsten anderer Aktivitäten beiseite lassen, die mehr Ihren Fähigkeiten und Fertigkeiten entsprechen. Dazu gehört: in einem wichtigen Meeting einzuschlafen, die *Gala* zu lesen oder einem Expertenrat zuzustimmen, während Sie sich vorstellen, das genaue Gegenteil zu tun.

Folgende Hinweise erleichtern Ihnen den Einstieg in Ihre persönliche Versagens-Dokumentation über all die Dinge, in denen Sie sich selbst geschlagen haben.

Diese drei Menschen hassen mich aus gutem Grund:

____

____

Haustiere, um die ich mich nicht gekümmert habe:

____

____

Kinder, die ich belogen haben:

____

____

Großeltern, die ich nie angerufen habe:

____

____

Exfreunde, die ich für jemand Besseres verlassen habe:

Dinge, die ich getan habe und aufgrund derer ich nicht für ein politisches Amt kandidieren darf:

Internet-Recherchen, die mich der Strafverfolgung aussetzen:

Drei Freunde, für die mich meine Eltern liebend gern eintauschen würden:

Chemikalien, die ich zu mir genommen habe und die einen Einfluss auf Nachkommen haben können:

Arbeiten, die ich betrunken oder mental angeschlagen erledigt habe:

Tätigkeiten, auf die meine Eltern bestanden haben und die ich seither nicht mehr verfolge:

Vier entscheidende Momente, in denen ich es versaut habe:

Kleidungsstücke, in die ich wohl nie wieder hineinpassen werde:

Fünf Dinge, die zu meiner Kündigung führen, wenn mein Chef sie erfährt:

Was die Leute wohl über mich reden, sobald ich den Raum verlasse, und warum sie recht haben:

Freunde mit weniger guten Startchancen, die es sehr weit gebracht haben:

Gegenstände, die ich weggeworfen habe, weil ich sie hätte saubermachen müssen:

Projekte, die ich begonnen, aber nie zu Ende geführt habe:

ZUSAMMENFASSUNG

Herzlichen Glückwunsch! Ihnen ist es gelungen, ein Umfeld für Ihre Depression zu schaffen, das negative Gedanken fördert und Sie vor Hoffnungen bewahrt. Es handelt sich um eine Art Bunker, doch mit Bomben *darin*. Dies ist ein sehr großer Schritt. Lässt man glückliche Gefühle hinter sich, ist man nicht mehr traurig, sondern fühlt sich ganz einfach leer. Ein großes schwarzes Loch. Ganz richtig, noch nicht einmal Kummer wird Sie umgeben. Wiederholen Sie die depressiven Gedanken immer wieder, und mit der Zeit werden Sie sich immer stärker von der Welt abgeschottet fühlen.

Sie zögern? Bleiben Sie dran, denn vor Ihnen liegen noch unglaublicher Spaß und Zerstörung! Mit Hilfe des nächsten Kapitels machen Sie sich fit, sich mit neuen, vergleichbar deprimierten Menschen anzufreunden. Eine eingehende Untersuchung glücklicher Menschen weist Ihnen den Weg in eine herrlich depressive Zukunft – immer geradeaus.

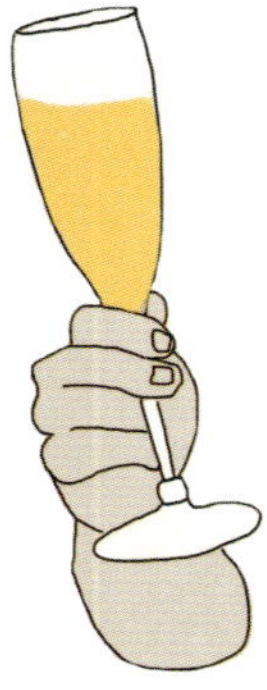

4. KAPITEL

SIE SIND NICHT ALLEIN. (EINSAM, DAS SCHON.)

Was wäre, wenn ich Ihnen sagen würde, dass alles, was Sie bisher über glückliche Menschen wissen, falsch ist? Bisher haben Sie vermutlich geglaubt, dass Glück von glücklichen Menschen abhinge. Aber eigentlich trifft genau das Gegenteil zu.

Denn im Prinzip sind es die Depressiven, die in hohem Maße zu einer glücklichen Gesellschaft und zur Zufriedenheit aller beitragen. Schließlich werden Fortschritt und Innovation durch Elend und Unzufriedenheit angetrieben. Hinter jeder neuen hilfreichen Erfindung steckt ein depressiver Mensch, der ruft: »Verdammt! Warum funktioniert das denn hier nicht?« Um unseren heutigen Stand zu erreichen, waren Jahre des Leids und der Ungeduld nötig.

Wenn Sie dieses Kapitel lesen, sind Sie inzwischen so weit, sich nicht von den leeren, zuckersüßen Versprechen der Glücklichen in Versuchung führen zu lassen. Stattdessen werden Sie Ihren eigenen Freundeskreis aufbauen. »Ist das überhaupt möglich?«, werden Sie sich fragen. Es wird Sie überraschen: Nicht wenige Menschen genießen es, wütend, verbittert und produktiv zu sein. Und das Beste daran ist: Sie brauchen sich noch nicht mal schick zu machen (oder gar unter die Dusche zu gehen), um diese Leute zu treffen.

IHRE KLAMOTTEN SIND VOLLKOMMEN OKAY.

GLÜCKLICHE MENSCHEN ZERSTÖREN UNSER LEBEN

Glückliche Menschen sind der Meinung, alles geschehe aus einem bestimmten Grund. Jeden Morgen wachen sie auf (nie drücken sie die Schlummer-Taste des Weckers) und schmieden ihr Eisen ungeachtet von Feuersbrünsten, Erdbeben oder Schöffendienst. Sie verschließen Ihre Augen vor Smog, sozialer Ungerechtigkeit oder den Schäden, die morgendliche Talkshows anrichten. Stattdessen sehen sie sich in großzügigen Wohnzimmern mit exklusiven Ledersofas, wie sie unzweifelhafte Beweise debattieren und kluge Konversation betreiben.

Es überrascht nicht, dass die meisten Menschen gar nicht wissen, welche Mythen und Irrtümer sich um diese glücklichen Menschen ranken. Daher werden ihnen verschiedene positive Qualitäten zugeschrieben, die weder bewiesen noch begründet sind. Beispielsweise glauben viele, dass glückliche Menschen zur Empathie neigen. Diese Behauptung wird durch keinerlei Statistik belegt. Glückspilze springen voran, immer auf ihre Ziele konzentriert. Es sind die Depressiven, die sich umschauen, während sie sich abplagen. Ein wesentlicher Anteil der Depression basiert darauf, dass man das Leid der anderen übernimmt, einen starken Gerechtigkeitssinn hat und unter Schuldgefühlen und Selbsthass leidet, die auf unverdiente Privilegien und Annehmlichkeiten zurückzuführen sind.

Es ist leicht, »glücklich« mit »fröhlich« oder einer positiven Grundeinstellung zu verwechseln. Dabei muss man bedenken, dass sie sich in unterschiedlichen Hurrarufen äußern. Auf der einen Seite gibt es das Hurra, das einfach einen Glückwunsch ausdrückt, wie »Gut gemacht!« oder »Weiter so!«, auf der anderen den unheimlichen Ausruf, wie er von Cheerleadern geäußert wird. Dieser Ruf lenkt die Aufmerksamkeit auf die sprechende Person. Genau das tun glückliche Menschen. Daher nehmen viele an, dass die Person mit einer freundlichen, fröhlichen Veranlagung glücklich sei. Das ist falsch. Meistens handelt es sich bei

Personen, die lächeln, eine nette Geste machen oder fragen »Kann ich dir sonst noch was Gutes tun?« um Depressive, die sich nur Ihretwegen als glücklich tarnen. Sobald es ihnen gelungen ist, dass sich ihr Gesprächspartner gut fühlt, verfallen sie wieder ihrem Trübsal.

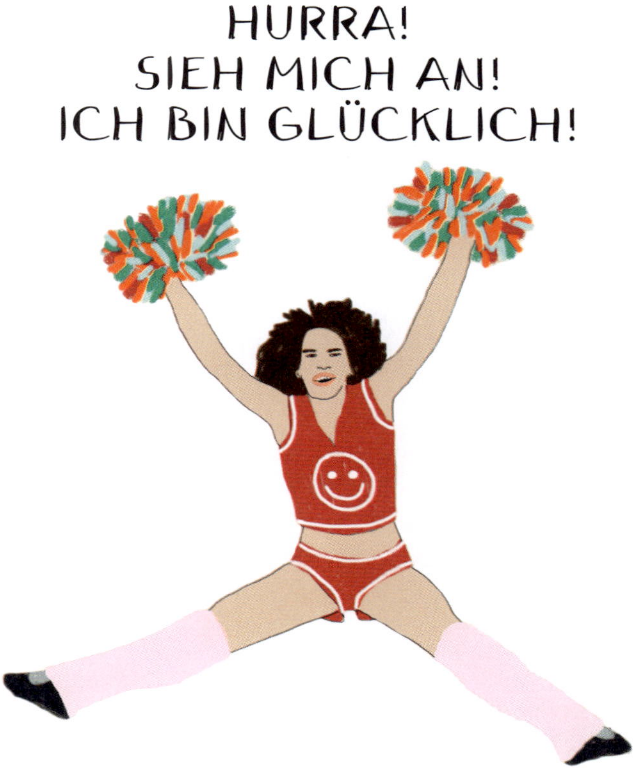

Vergessen Sie also alles, was Sie über glückliche Menschen zu wissen meinen. Wozu sind die überhaupt gut, ohne Glücksäußerungen, sich um andere zu sorgen und die Fähigkeit zur Innovation und Dinge voranzubringen? Sie pfeifen, denken sich Choreographien wie den Electric Slide aus und rechtfertigen damit unseren anhaltenden Verdruss. Das können wir besser.

HAPPINESS FOR SALE

Glückliche Menschen sehen die Realität nicht klar und wollen Sie dazu bringen, es ihnen gleichzutun. Ihr Hauptargument lautet: Wenn Sie nur die Tatsachen, die Wirklichkeit und die Wissenschaften ausblenden würden, könnten auch Sie glücklich sein! Die folgenden Vorschläge wurden von sogenannten Experten gemacht, die Ihnen Glücklichsein unterjubeln wollen. Man stelle sich das vor: Menschen lügen, nur um ein Buch zu verkaufen!

»Sie können keinen Plan für den Tag aufstellen, solange Sie keinen Plan für Ihr Leben haben.«
Tony Robbins: *Das Robbins Power Prinzip: Wie Sie Ihre wahren inneren Kräfte sofort einsetzen*

Reg dich wieder ab, Tony. Ich hol mir erst einmal einen Kaffee und fang dann an abzuwaschen. Tony Robbins Buch ist wirklich sehr erbaulich. Machen Sie sich nur klar, wie glücklich Sie sich schätzen können, dass Sie nicht mit ihm zusammenleben.

»Vielleicht stellen Wahrheit und Glück Gegensätze dar.«
Martin E. P. Seligman: *Der Glücks-Faktor. Warum Optimisten länger leben*

Das liegt daran, dass Glück ein Idiot ist.
Mit freundlichen Grüßen
Die Wahrheit

»Ihre vorherrschenden Gedanken werden Wirklichkeit.«
Rhonda Byrne: *The Secret – Das Geheimnis*

Vorherrschend? Sie sind geradezu sadistisch! Meine Gedanken sind ausgerüstet mit Peitschen, Ketten, arschfreien Lederjeans und Kleinanzeigen in der Beepworld. Ich werde tagtäglich von ihnen gequält.

»Zuerst glaubst du an das Licht,
dann siehst du das Licht.
Als Nächstes gehst du auf das Licht zu.
Schon bald befindest du dich im Licht.
Jetzt bist du das Licht.«

Robert Holden: *Sei doch einfach glücklich*

Ich glaube, das habe ich mal in einer Dokumentation über Motten gesehen.

»Wenn du fest daran glaubst, dass es passiert,
wirst du all die Möglichkeiten erkennen.
Wenn du daran glaubst, dass es nicht funktioniert,
erkennst du nur die Hindernisse.

Dr. Wayne W. Dyer: *Staying on the Path*

Wenn du an ein Leben nach der Liebe glaubst, dann gefällt dir auch Cher.

»Wenn du Erfolg haben willst, dann musst du lernen,
die Realität zu ignorieren.«

Jim Donovan: *Happy at Work*

Es reicht nicht aus, einfach die Realität zu ignorieren. Man muss auch die Kreditkartenfirma, die Bank und den Vermieter dazu bringen, sie zu verdrängen. Versuchen Sie mal, denen Monopoly-Geld anzudrehen, und dann schauen Sie, ob Sie die Realität auf der Straße verdrängen können.

»Der Mensch wird das, was er denkt.«

Morris E. Goodman: *The Secret* (der Film)

Würde das zutreffen, wären alle Männer Orgasmen und alle Frauen Kohlenhydrate.

MODERNE MYTHEN

Nur wenige hatten das Privileg, das Glück zu erleben, jedenfalls mehr als einen glücklichen Moment zu erhaschen. Aber die Kunde darüber ist so allgegenwärtig, dass wir nicht anders können, als dem Glück nachzujagen. Unser ganzes Leben lang suchen wir die Orte auf, an denen sich das Glück angeblich mal kurz hat sehen lassen.

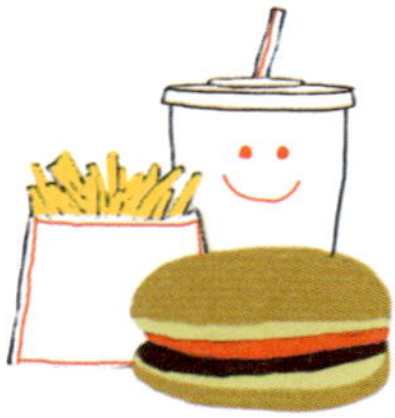

Happy Meals
Das Kindermenü mit extra Spielzeug, das der kleine Gourmet schnell verliert. Es wurde auf der anderen Seite der Welt von einem anderen Kind produziert, das sich so ein Spielzeug nicht leisten kann. Happy Meals beinhalten die Hälfte der Pommes frites, die ein wachsender Mensch zum Überleben braucht, dafür aber die Gesamtmenge der Hormone einer Kuh im besten Alter. Es ist eine andere Form zu sagen: »Wir wollen dich am Leben erhalten, aber wir wissen nicht, für wie lange. Wir fangen mal mit diesen Chemikalien an und schauen, wie du die verträgst.«

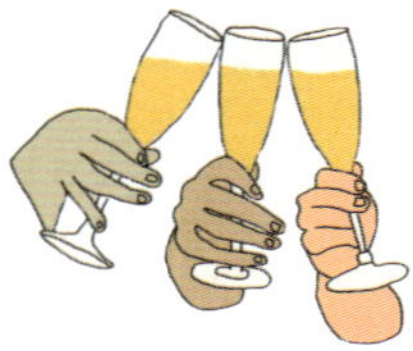

Happy Hour
Dauert normalerweise immer drei Stunden, aber nie die richtigen drei. Gesundheitsexperten weisen darauf hin, dass der Beginn eines Tages über den Rest bestimmt, warum also auf den Abend warten, um sich zu entspannen, locker und ungehemmt zu sein? Zum gegenwärtigen Zeitpunkt beginnt die Happy Hour vor Büroschluss und endet kurz danach. Das bedeutet also, dass die meisten früher Schluss machen müssen, um ein bisschen Spaß zu haben, den sie sich leisten können.

Frohes Fest!
Berufstätige nehmen die Pendelei, ihre Chefs und den monatlichen Schrecken der Kollegen, die »einen ausgeben«, auf sich, nur um ein Ziel zu erreichen: endlich denjenigen zu entkommen, die sie großgezogen haben. Dennoch unternehmen dieselben Menschen jeden Dezember lange und schwierige Pilgerreisen an die Orte, an denen sie früher festgehalten wurden. Oder schlimmer noch: Wo ihr Partner gefangen war. Und wenn das Schicksal ganz ungnädig ist, muss man auch noch Geschenke für die lauten, kleinsten Gefangenen mitbringen.

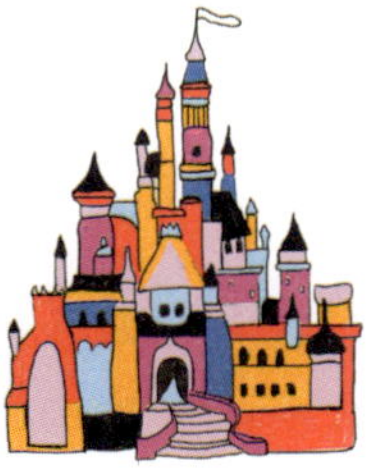

Und wenn sie nicht gestorben sind …
Glücklich und zufrieden bis an ihr Lebensende, das gibt es nur bei Leuten, die eine tragische Kindheit überwunden haben. Sie haben nicht die geringste Chance, das zu erleben, es sei denn, Sie wurden als Kind in einem Turm eingesperrt, von einem Wolf belästigt oder von einer Hexe verzaubert.

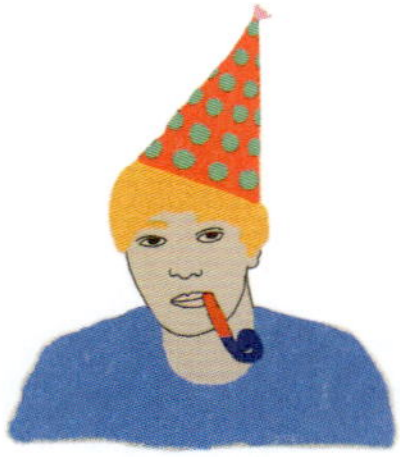

Happy Birthday
Erinnern Sie sich an das Gefühl, als Sie sich letztens vom Sofa hochquälen mussten, um ein Geschenk zu kaufen, eine Karte zu schreiben und Geld auszugeben, um den Geburtstag einer Freundin zu feiern? Alles Liebe zum Geburtstag – das war, als man zehn Jahre alt wurde. Das einzige andere Mal war es aufregend mit 18. Aber auch diese Freude war am nächsten Morgen verflogen – für immer.

Happy End
Ob es sich um die Sorte handelt, die auf Zelluloid gebannt ist, oder von der Sie hoffen, dass niemand sie filmt: Beide zielen darauf ab, dass Sie sich in Gedanken verlieren, sich ein bisschen schämen und von einem Leben träumen, das andere führen.

EINEN DEPRESSIVEN FREUNDESKREIS AUFBAUEN

Zeit mit depressiven Gleichgesinnten zu verbringen, seien es zwanghafte, redselige oder wütende Menschen, kann wie eine seelische Läuterung wirken. Diese Freunde übernehmen die wichtige Rolle, Ihre Erfahrungen zu bestätigen und nicht Sie selbst. Häufig passiert es, dass die depressive Person, mit der Sie sich verabredet haben, Ihre wichtigen Gedanken unterbricht, um eigene, noch wichtigere Gedanken zu äußern. Das ist zwar frustrierend, aber absolut wertvoll! Denn genau diese Freundschaften gehören zu den unterhaltsamsten. Depressive haben nur geringe Ansprüche. Ihre Freundin sagt einfach, was ihr in den Kopf kommt, und da nichts heilig ist, ist alles, was sie sagt, urkomisch.

Was vielleicht noch wichtiger ist als das, was Ihr Freundeskreis für Sie tut, ist, was er *nicht* für Sie tun wird. Ihre Freunde werden nicht versuchen, Sie aufzumuntern. Sie werden Ihnen nicht weismachen wollen, dass alles gut wird. Doch am wichtigsten ist die Tatsache, dass sie nicht versuchen werden, Ihnen etwas vorzumachen. Das ist wirklich schön – fast so schön wie alleine zu sein.

Worauf Sie achten sollten

Bevor Sie sich auf die Suche begeben, muss eines deutlich gesagt werden: Menschen, die Sie deprimieren, sind nicht mit denjenigen zu verwechseln, die depressiv sind. Das lässt sich gut am Beispiel Familie erklären: Hier gibt es viele Personen, die Sie als deprimierend empfinden, und um sich mit Ihnen im selben Raum aufzuhalten, bedarf es stimmungsaufhellender Substanzen wie Alkohol oder Sicherheitsglas. Wie wir jedoch gesehen haben, sind die Personen, die Depressionen verursachen, nicht unbedingt diejenigen, die selbst depressiv sind.

Wo Sie suchen sollten
Wo also finden Sie Ihre depressiven Schwestern und Brüder? Die erste Station ist natürlich Ihr Arbeitsplatz. Einige Berufe können sich vor lauter Depressiven kaum retten. Dazu gehört das Gesundheitswesen: Ärzte, Zahnärzte und Psychotherapeuten leiden am stärksten unter Depressionen.

Testen Sie als Nächstes Ihre Nachbarn. Diejenigen, die einmal im Monat den gelben Sack vor die Tür tragen, bekleidet mit einem Bademantel und zwei unterschiedlichen Socken, haben ein ähnliches Tempo wie Sie.

Versuchen Sie es auch bei Schreibworkshops oder in politischen Aktionsgruppen. Andere geeignete Orte sind Diskussionsabende, Lesezirkel, Demonstrationen der Grünen und Hinterzimmer von Comedy Clubs.

Orte, die Sie vermeiden sollten
Depressive sind keine Heimwerker. Dinge selbst zu machen lehnen sie ab. Finden Sie also in Ihrer Nachbarschaft viele Hinweise auf Veranstaltungen wie »Cupcakes selbst dekoriert«, »Bio-Pizza selbstgemacht« oder »Töpferware selbst bemalen«, dann sind Sie dort falsch. An diesen Orten werden Sie keine Depressiven finden. Eine Ausnahme ist allerdings die Mutter (oder der Vater), die ihr Kind zu einer dieser Aktivitäten bringt. Sie ist definitiv depressiv und braucht Freunde.

Aktivitäten mit Ihren depressiven Freunden
Bitten Sie sie als Erstes, sich in Ihr Gästebuch einzutragen. Das wird schwierig werden. Depressive Freunde neigen dazu, kritisch und nonkonformistisch zu sein. Obgleich sie einräumen, dass alles keinen Sinn hat, werden sie sich doch sträuben, private Informationen preiszugeben. Nennen Sie daher Ihr Gästebuch anders, etwa »Register über Beschwerden, Beleidigungen und Beschädigungen«. Nachteil dieser Taktik ist, dass Sie für Ihre depressiven Freunde mehr als nur ein Buch anschaffen müssen.

GÄSTEBUCH FÜR DEPRESSIVE FREUNDE

Persönliche Informationen

Datum: __________ Name: ______________________________

Ist das dein echter Name? ☐ Ja ☐ Nein

Wenn nicht, vor wem versteckst du dich? ☐ Bundespolizei ☐ Familie ☐ diesem Gästebuch

Welche Medikamente nimmst du?

Welche Medikamente würdest du gerne nehmen?

Welche Medikamente sollte dein Gastgeber nehmen?

Veranstaltungsvorbereitung

Willst du überhaupt etwas unternehmen? ☐ Ja ☐ Nein ☐ Weiß nicht, ist mir egal

Hast du ☐ geduscht ☐ dein Hemd gebügelt ☐ so wenig wie möglich gemacht

Der Plan

Was war für heute Abend geplant?

☐ Essen gehen ☐ Unterhaltung ☐ anderes

☐ Kaffee trinken ☐ ein Verbrechen verüben ☐ es gab nie einen Plan

Wie fandest du den Abend?

☐ Ich habe mich darauf gefreut.

☐ Ich würde ihn gern vergessen.

☐ Ich hoffte, er würde aufgrund von Krankheit, Ausnahmezustand oder einer Alieninvasion abgesagt.

Warum wolltest du teilnehmen?

☐ Schuldgefühle

☐ Mir fehlen Leute, die zuhören.

☐ Ich leiste meine Sozialstunden ab.

☐ kostenlose Getränke/Essen

☐ Ich habe mich auf ein Verbrechen gefreut.

☐ Ich hoffte, bei einem Diamantenraub dabei zu sein und die Welt des Verbrechens kennenzulernen.

☐ Ich hoffte, mir würde ein großer, dunkelhaariger Mann begegnen, der mich aus dieser Hölle entführt.

Wie ist es gelaufen?

A. Gespräch

Es wurden deprimierende Themen diskutiert:

- ☐ Tod
- ☐ Wirtschaft
- ☐ Kinder
- ☐ Religion
- ☐ Nachrichten
- ☐ ferne Universen
- ☐ Stringtheorie
- ☐ Sport
- ☐ Politik
- ☐ ______________
- ☐ Untergangsszenarien
- ☐ die Marmeladenseite/die andere Seite
- ☐ War Lee Harvey Oswald Einzeltäter?
- ☐ über Leute, die nicht dabei sind, hergezogen

Hast du

- ☐ etwas Neues gelernt
- ☐ ein Geheimnis erzählt, was du jetzt bereust
- ☐ irgendwann abgeschaltet

Hast du im Laufe des Gesprächs gelogen? ☐ Ja ☐ Nein

Wie häufig? ________

Wie häufig, glaubst du, bist du belogen worden? _______

B. Geld

Wurde Geld ausgegeben, verspielt oder verloren? ☐ Ja ☐ Nein

Falls ja, welche Summe? _______

Hast du den Eindruck, dass die Rechnung gerecht unter den Teilnehmern aufgeteilt wurde? ☐ Ja ☐ Nein

Fühlst du dich übervorteilt? ☐ Ja ☐ Nein

Hast du andere übers Ohr gehauen? ☐ Ja ☐ Nein

C. Mahlzeit

Gründe, zu essen:

- ☐ Hunger
- ☐ schlecht unterhalten worden
- ☐ Gefühl, nicht angemessen wertgeschätzt zu werden
- ☐ niedere Angst-Level unterdrücken
- ☐ weil es etwas gab
- ☐ ________________________

Hat es sich gelohnt, dafür aus dem Haus zu gehen?

☐ Ja ☐ Nein ☐ Bevor ich das beurteile, muss ich schauen, wie mein Leben weiter verläuft.

AKTIVITÄTEN MIT DEPRESSIVEN FREUNDEN

Sie können einander Ihre Wunden zeigen, in Ihrer Verbitterung einen gemeinsamen Spaziergang unternehmen, Karten spielen oder sich im Café treffen. Erzählen Sie sich Ihre Geschichten und halten Sie sich dabei an ein bestimmtes Thema, etwa »Szenen aus meinem erbärmlichen Leben«.

Diskutieren Sie die Nachrichten, Krankheitssymptome und Geschwister, die die ganze Aufmerksamkeit Ihrer Eltern für sich beanspruchen. Bald werden Sie diese Themen aus dem Effeff beherrschen. Bis Sie soweit sind, stehen viele lustige Aktivitäten mit depressiven Freunden zur Auswahl.

Solitaire

Nur weil Sie zu zweit sind, heißt das nicht, dass Sie sich nicht allein *fühlen* können. Spielen Sie Solitaire, während Sie sich zu mehreren in einem zu engen Raum aufhalten. Ihre depressiven Freunde verstehen, dass Sie Wichtigeres zu tun haben (oder auch nicht), weil sie noch viel Wichtigeres zu tun haben (oder auch nicht).

Vergleichen Sie die Wirkung Ihrer Serotonin-Wiederaufnahmehemmer und mehr!

Vergleichen Sie Symptome, Krankheiten, Behandlung und Diagnosen. Berücksichtigen Sie dabei auch Ihre Medikation und unerwünschte Nebenwirkungen. Erstellen Sie eine Liste mit erwünschten Nebenwirkungen: »Einige Patienten berichten Nebenwirkungen wie Feuerwerke, das Erscheinen von Einhörnern, Fernsehballets sowie einer Lasershow.«

Suchen Sie sich ein neues Syndrom
Sammeln Sie die Patienteninformationen von Pharmaunternehmen, die neuentdeckte Syndrome beschreiben. Fingernagel-Kitzel-Syndrom, Klebriger-Zehennagel-Syndrom und Brennendes-Knie-Syndrom sind echte Alternativen! Aber am besten, Sie denken sich selbst was aus!

Vergleich elterlicher Fehler
Vergleichen Sie die Fehler, die Ihre Eltern gemacht haben. In der Bonusrunde wählen Sie diejenigen Irrtümer aus, die so einmalig und bizarr sind, dass Sie sie durchaus auch bei Ihren eigenen Kindern machen würden. Lassen Sie durch einen unparteiischen Dritten entscheiden, welche Fehler die gestörtesten Persönlichkeiten hervorbringen werden.

Super-GAU-Spiel
Erstellen Sie langfristige Vorhersagen und wetten Sie auf Promis, die Politik, wichtige Ereignisse und aufeinander. Das Beste an diesem Spiel um den größtanzunehmenden Unfall ist: Selbst wenn Sie gewinnen, verlieren Sie.

Ausstellung mit trauriger Kunst gestalten
Ermitteln Sie, wer den traurigsten Gesichtsausdruck oder die schlimmste Geschichte des Tages beisteuert. Für »lustig-traurig« gibt es Extrapunkte.

Zaubern
Gehen Sie hinaus in die Öffentlichkeit. Schließen Sie die Augen und stellen Sie sich Idioten vor. Öffnen Sie die Augen: Voilà!

SELBSTGEMACHT!

Ein einfacher Weg, zu einer depressiven Clique zu kommen, ist, sie selbst aufzuziehen. Für depressiven Nachwuchs zu sorgen stellt auch für die engagiertesten Eltern eine Herausforderung dar. Sicher, bei Ihren Eltern sah es so einfach aus, aber eine unglücklich Kindheit allein ist noch keine Garantie für ein deprimiertes Leben. Depression ist weniger das Ergebnis trauriger Lebensumstände als der persönlichen Perspektive darauf. In vielen Fällen bildet eine glückliche Kindheit die beste Basis für eine lebenslange Depression.

Für Eltern bietet es sich an, das Damoklesschwert der Unsicherheit und Zweifel über Ihren Kindern schweben zu lassen. Bei Gelegenheit wird es einfach auf die Kleinen herabfallen. Sobald das geschehen ist, dürfen wir Sie zur selbstgemachen depressiven Brut beglückwünschen! Folgende Empfehlungen helfen, den Plan umzusetzen:

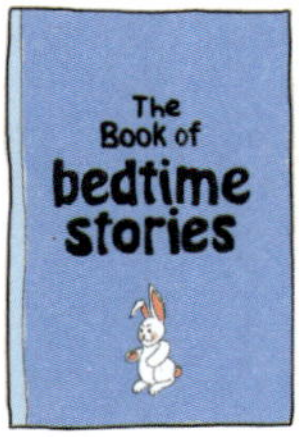

Gutenachtgeschichte
Lassen Sie Ihr Kind eine Gutenachtgeschichte aussuchen. Nachdem Sie zu Ende gelesen haben, kritisieren Sie die Geschichte und nehmen Sie Figuren und Plot auseinander. Ihr Kind soll begreifen: Wenn man etwas in vollen Zügen genießt, wird man später einen Rückschlag erleiden.

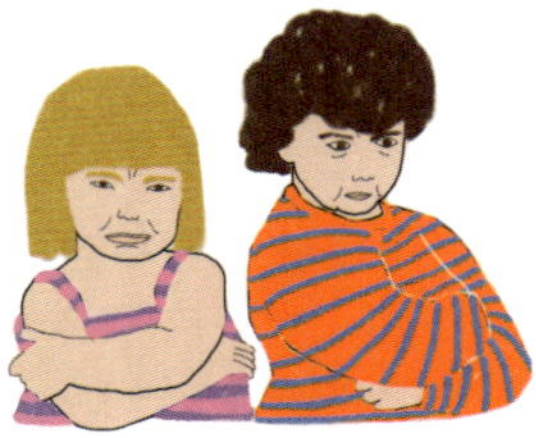

Geschwisterrivalität
Erlauben Sie nur einem Kind, Sie Mami oder Papi zu nennen. Geben Sie niemals die Regeln dafür preis oder warum Sie manchmal Ihre Meinung ändern.

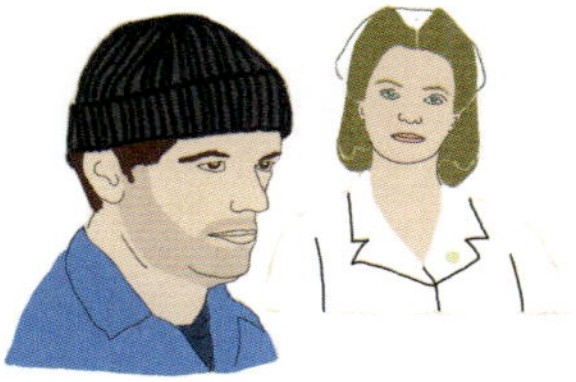

Kino

Sind die Kinder etwa fünf, zeigen Sie Ihnen *Einer flog über das Kuckucksnest* und *Durchgeknallt*. Sie brauchen nichts zu erklären, drehen Sie einfach die Lautstärke auf und verlassen den Raum.

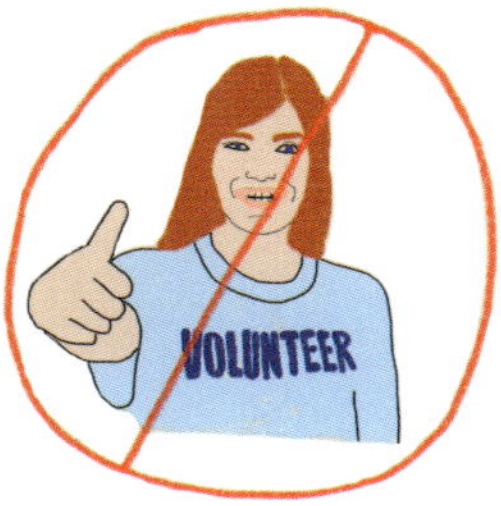

Ehrenamt

Sollte Ihr Kind Anstalten machen, anderen helfen zu wollen, erklären Sie ihm die Sinnlosigkeit dieser Idee. Legen Sie dar, dass eine Mahlzeit einem Obdachlosen nicht hilft. Zeichnen Sie stattdessen eine Graphik, die die komplexen bürokratischen Hürden zwischen Ehrenamt und Fortschritt dokumentiert.

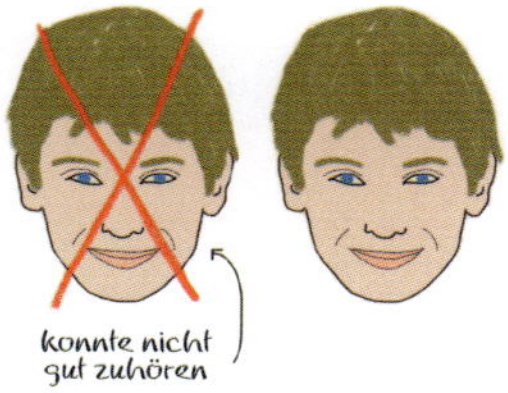

Zwillinge!

Reden Sie Ihrem Kind ein, es hätte einen Zwilling gehabt. Geben Sie nichts über dessen Schicksal preis, aber beharren Sie darauf, dass dieser Bruder bzw. diese Schwester kein guter Zuhörer war.

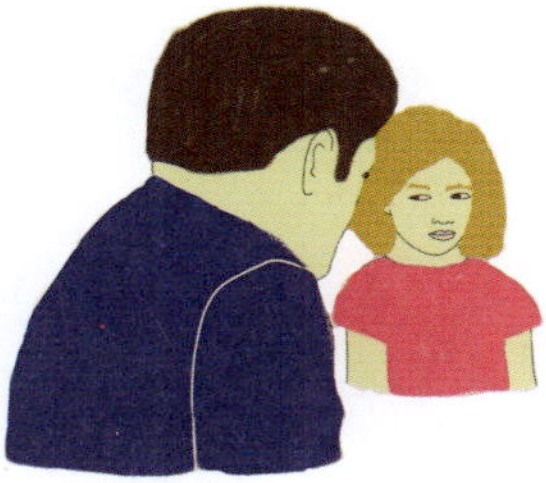

Lassen Sie sich scheiden

Lassen Sie sich scheiden. Fragt Ihr Kind: »Aber du trennst dich doch nicht von mir, oder? Wir sehen uns doch noch regelmäßig?«, reichen Sie ihm wortlos eine Liste mit Anwälten vor Ort.

ZUSAMMENFASSUNG

Sie verfügen jetzt über alle Informationen, den Kommerz glücklicher Menschen zu durchschauen und ihren leeren Versprechungen zu widerstehen. Sie sind in der Lage, eine Gruppe zu gründen, sich mit Ihresgleichen zurechtzufinden und sich dennoch wahnsinnig einsam zu fühlen. Das Wissen, dass es weder Trost noch wahre Läuterung gibt und dass Sie wirklich niemand versteht, wird Sie hoffentlich dazu in die Lage versetzen, in eine extreme Panik zu verfallen. Dann ist es Zeit, sich in die Arme eines anderen emotional inkompetenten Menschen zu flüchten.

Sie ahnen es, als Nächstes steht eine Behandlung an. Zücken Sie Ihre EC-Karte, um 50 Minuten Spaß und sinnloses Verständnis zu genießen. Bis dahin setzen und verspannen Sie sich und finden Sie andere Depressive, mit denen Sie sich über den nächsten Teil Ihrer Reise lustig machen können … und über die weitere Zukunft.

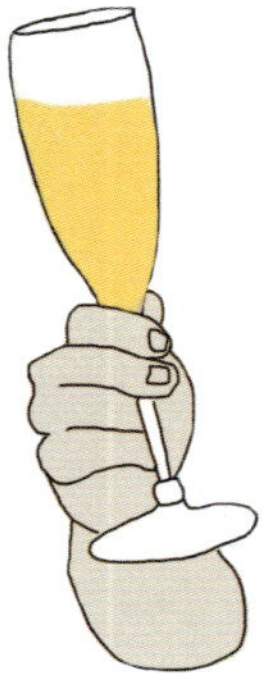

5. KAPITEL

DIE BEHANDLUNG (UND WIE MAN DAFÜR SORGT, DASS SIE NICHT ANSCHLÄGT)

Nun, da Sie sich in Ihrer Depression eingerichtet haben, ist es an der Zeit, sich die professionelle Bestätigung einzuholen, dass Sie in der Tat total durchgenknallt sind.

Dafür sprechen verschiedene Gründe: Zunächst einmal haben Sie nichts Besseres zu tun. Darüber hinaus ist für das Vermeiden von Leben an sich und Verantwortung ein steter Nachschub an Arzneimitteln, Diagnosen (ganz richtig, Plural) und ärztlichen Mitteilungen an Ihren Chef nötig, dass ein Arbeitsbeginn vor 14 Uhr Ihren instabilen Zustand weiter gefährden könnte.

Im Laufe dieses Kapitels gewinnen Sie eine Übersicht über die Angebote sowohl an traditionellen als auch an brandneuen und irrsinnigen Behandlungsmethoden. Ungeachtet der Wahl, die Sie treffen werden, haben Sie eine endlos große Auswahl an Möglichkeiten, wie Sie das Geld Ihrer Familie durchbringen können, während Sie sich immer noch über sie beklagen.

GLÜCKLICHMACHER – YIPPIE

AN WEN WENDEN SIE SICH: THERAPEUT, MEDIUM ODER HUND?

Niemand schenkt Ihrer Geschichte Aufmerksamkeit (bzw. es ist ihnen gleichgültig) – schon gar nicht die Menschen, die sich beruflich mit Depressionen beschäftigen. Bevor Sie sich also auf die Suche nach einem zugelassenen Psychotherapeuten machen, ist es vielleicht sinnvoll, gleich nach Alternativen zu schauen.

Nachdem Sie sich über Ihre Prioritäten klargeworden sind, hilft Ihnen diese Tabelle bei der Entscheidung, welche Art Hilfeleistung für Sie die richtige ist.

	Vorteile	Nachteile
Psychotherapeut	• Niemand kann Ihre Darstellung der Geschehnisse in Frage stellen • Niemand bittet Sie, die Details auszulassen • Mit einem einzelnen Bogen Briefpapier können Sie Ihren Hund zum Therapiehund erklären	• Löst Ihre Probleme nicht bei einem Bier • Die Frage »Und wie ist das für Sie« werden Sie insgesamt 3.246-mal beantworten müssen. • Leckt Ihnen nicht das Gesicht ab
Medium	• Könnte eine Nachricht von den Toten erhalten • Kann man auch nach 23 Uhr anrufen • Auf dem Weg dorthin können Sie sich auch noch ein Tattoo stechen lassen und Schmalzgebäck holen	• Könnte in ein anderes Zelt umgezogen sein, ohne Sie zu benachrichtigen • Akzeptiert nur Bargeld • Ist nicht Mitglied in einem Service-Netzwerk
Hund	• Unvoreingenommen • Zeitlich flexibel • Leckt Ihnen das Gesicht ab	• Sie müssen ihn füttern • Gibt Ihnen das Gefühl, Ihre Probleme beißen sich in den Schwanz • Tierarzt ist teurer als der Psychotherapeut

Kind	• Hat vielleicht nicht die Lösung, aber Ritalin • Dient als abschreckendes Beispiel für die Jugend, das Sie hätten sein sollen • Redet Ihnen für Süßigkeiten nach dem Mund	• Vielleicht müssen Sie beim Krippenspiel helfen • Findet Ihren Chef auch verwirrend • Schimpft Sie Blödmann und hat damit recht!
Mutter	• Kümmert sich um die Wäsche, während sie schmutzige Wäsche wäscht • Möglicherweise die Quelle aller Schuld • Könnte Sie von den Feiertagen ausschließen	• Das schlechte Gewissen ihr gegenüber ist fast so groß wie der Gänsebraten • Sie könnte Sie daran erinnern, dass Sie Ihren Scheiß schon lange genug aufgeräumt hat • Könnte Sie enterben
Barrista vor Ort	• Muss alles aufwischen, was Sie verschütten • Sofa vorhanden • Kein Termin nötig	• Sie müssen gegen die Kaffeemühle anschreien • Die Sitzungen könnten von Kunden unterbrochen werden, die einfach nur einen Kaffee kaufen wollen • Könnte gereizt auf nervende Kunden reagieren
Geistlicher	• Kaffee nach dem Gottesdienst • Legt bei Gott ein gutes Wort für Sie ein • Bietet Ihnen das Ich-bin-heiliger-als-du-Gefühl	• Vielleicht müssen Sie bis zum Ende des Gottesdienstes bleiben • Sie werden gezwungen, sich und der Kirche zu vergeben • Sie müssen Ihr Schuldgefühl, kein Wort zu glauben, mit der Hoffnung in Einklang bringen, dass es trotzdem funktioniert
Gott	• Übergehen Sie die Mittelsmänner und wenden Sie sich gleich an den Chef! • Kommt auch zu Ihnen • Unterbricht Sie (hoffentlich) nicht, aber jegliche Antwort ist eine Bestätigung dafür, dass Sie professionelle Hilfe brauchen	• Gottes Rat hat vor einem Richter keinen Bestand • Ihre Stimme könnte unter den ganzen anderen schwer zu verstehen sein • Sie könnten sich genötigt fühlen, seinen Bestseller zu kaufen

PSYCHOLOGE, ANALYTIKER ODER SOZIALIST?

FINDEN SIE DEN RICHTIGEN THERAPEUTEN

Eines der schönsten Dinge einer Depression besteht darin, 50 Minuten lang einem professionellen Nicker gegenüberzusitzen, der Ihnen semi-interessiert zuhört, während er im Kopf seine Einkaufsliste zusammenstellt.

Die Arbeit jedes seriösen Therapeuten besteht darin, zu erklären, unter welchen schwierigen Umständen Sie leben, und gleichzeitig zu betonen, wie heldenhaft Sie sie meistern, obwohl Ihr Zustand äußerst labil ist. Dafür wird er bezahlt. Dabei hilft er Ihnen, sich in Wirklichkeit gar nicht ändern zu müssen, und das erfüllt Sie beide mit Zufriedenheit.

Hin und wieder wird Ihnen ein Therapeut (Diplompsychologe, B. A., M. A. sowie Doktor der Psychologie) alternative Handlungsoptionen aufzeigen. Das ist dann der rechte Zeitpunkt, ihn daran zu erinnern, wer hier seine Miete zahlt. Drohen Sie ggf. mit »eventuell kann ich nächste Woche nicht kommen«, um Ihre Rolle als wichtigste Persönlichkeit im Raum in Erinnerung zu rufen.

Zahlen Sie die Stunden privat, ähnelt das Verhandeln um den Preis einer Sitzung wie dem auf dem Parkplatz eines Gebrauchtwagenhändlers. Der Therapeut nennt eine Summe und versucht, dabei nicht laut loszulachen. Fassungslos schweigen Sie, während Sie überschlagen, wie viel Sexarbeiterinnen in 60 Minuten verdienen (Kondome inklusive). Doch der erste Schritt zur Genesung ist zu schweigen, bis der Therapeut einräumt: »Aber ich möchte mit Ihnen arbeiten.«

Einigen Sie sich auf einen für Sie akzeptablen Preis, haben Sie den perfekten Therapeuten gefunden – jemanden, über den Sie sich noch jahrelang beschweren können.

VERBRAUCHERSCHUTZ

UNIVERSITÄTSABSCHLUSS ODER MONOGRAMM?

In den jeweiligen Ländern unterscheiden sich die Abschlüsse von Psychologen gravierend (denn die Titel sind frei erfunden). Daher heißt es achtsam sein, wenn man sich für einen Therapeuten entscheidet, der keinen deutschen Hochschulabschluss hat. Insbesondere die Kürzel stellen einen Indikator für die Qualität der Ausbildung dar. Onlinedienstleister sticken Initialen auf Handtücher, da können Sie sich denken, wie leicht es ist, die auch auf Firmenschilder zu drucken.

Nach folgenden Abschlüssen sollten Sie Ausschau halten:

- Psychologischer Psychotherapeut PP
- Doktor der Psychologie Dr. med. oder Dr. Dipl.-Psych.
- Doktor der Philosophie Dr. phil.
- sowie Zulassung der Kassenärztlichen Bundesvereinigung

Doch meiden Sie folgende »Titel«:

Name, Titel	*Tatsächliche Lizenz*	*Tipp*
Ruben Rojas PP	Mitglied der spanischen Volkspartei Partido Popular	Es gibt Tapas im Wartezimmer, doch hinterher fühlt sich Ihr Bauch aufgebläht an.
Leonhard Stahl PSD	Adobe Photoshop, Data File, .psd	Bietet Ihnen auch ein Update Ihrer Software an.
Judith Hirsch DPH	Diphenhydramin	Hat das Rezept für Beruhigungsmittel schon ausgefüllt.
Lena Jung DVB-T	Analoger Fernsehdienst	Als es ihn noch gab, schloss Sie jede Sitzung mit »Diese Stunde wurde durch Patienten wie Sie ermöglicht.«
Eduard Altmann PHL	Philadelphia International Airport	Sagt ab oder verspätet sich aufgrund von »Gottes Willen«

WENIGER BEKANNTE THERAPIEFORMEN

Die westliche Medizin ist für ihren enggefassten Ansatz kritisiert worden, insbesondere von Menschen, die den Erwartungen, pünktlich zu sein, Verantwortung zu übernehmen oder sich mit Veränderungen abzufinden, nicht gerecht werden können. »Östliche« Medizin ist gegenüber andersartigen Heilmethoden offener. Sie wird von Verrückten praktiziert, die ihr eigenes Leben vermasselt haben und sich nun Ihrem zuwenden möchten.

Mittlerweile gibt es so viele verschiedene Therapien auf dem Markt, dass es sicherlich vernünftig wäre, sich alle paar Wochen eine andere vorzunehmen. In der Tat sollten Sie sich überlegen, zu einer alternativen Therapieform zu wechseln, wenn Sie den Eindruck haben, es ginge Ihnen schon besser.

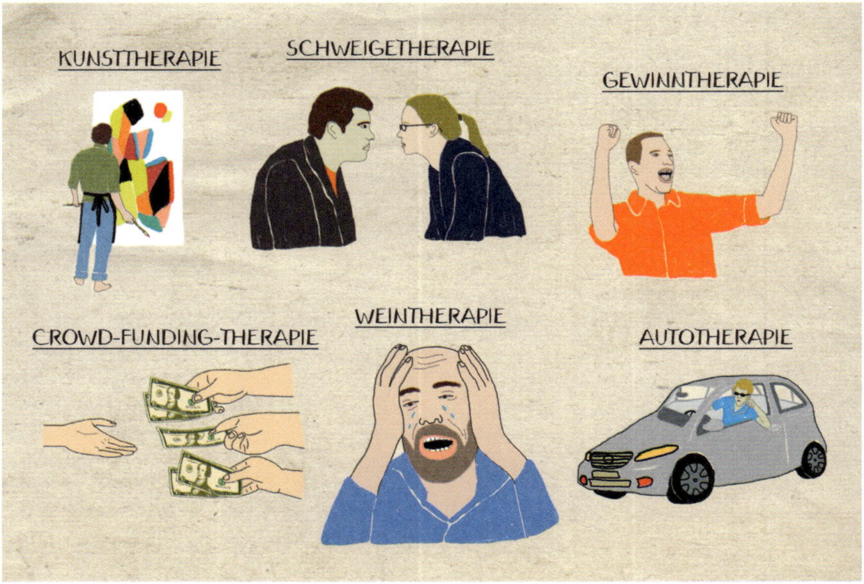

Probieren Sie diese ungewöhnlichen und kreativen Therapieformen aus, um sich von Grund auf zu erneuern!

Kunsttherapie
Lernen Sie Ihre Emotionen durch Bildhauerei, Zeichnen und Malerei auszudrücken. Alle werden einen Blick auf Ihr Werk werfen und sagen: »Verstehe ich nicht.« Genau wie bei den großen Meistern! Sie müssen ein Naturtalent sein!

Schweigetherapie
Starren Sie Ihrem Therapeuten so lange in die Augen, bis Sie feststellen *Verdammte Scheiße, der ist ja noch verrückter als ich!*

Gewinntherapie
Lasset die Spiele beginnen! Tun Sie einfach so, als sei alles ein Wettkampf. Steuern Sie auf eine Tür zu, überholen Sie die anderen und freuen Sie sich über deren Schwäche. Sollte Ihr Partner eine Diät machen, hungern Sie auch und verlieren früher mehr Kilos als er. Ist Ihre Oma krank, lassen Sie sich anstecken und werden noch kränker. Tragen Sie täglich Ihre großen (und kleinen!) Triumphe in ein Notizbuch ein.

Crowd-Funding-Therapie
Finden Sie heraus, wie viele Leute in Ihre Genesung investieren wollen.

Weintherapie
Menschen fürchten Tränen. Die Möglichkeit, dass sie jemanden zum Weinen gebracht haben, stellt ihr Bild von sich selbst in Frage. Um dies zu vermeiden, reichen Sie Ihnen Croissants oder geben Ihnen frei. Pressen Sie ein paar Tränen heraus und schauen Sie, wie weit Sie damit kommen.

Autotherapie
Brüllen Sie in der abgeschlossenen Sicherheit Ihres Wagens andere Fahrer an, die zögerlich fahren, das Blinken vergessen oder blinken, ohne abzubiegen. Indem Sie »Ist ja unglaublich« oder »Willst du mich verarschen?« schreien, lassen Sie Ihre Wut heraus und bestätigen Ihren langgehegten Verdacht, dass, obwohl Sie sich unzulänglich fühlen, Sie immer noch weitaus kompetenter sind als all die anderen.

THERAPEUTEN-TYPEN

So unterschiedlich wie Therapieansätze sind auch Therapeuten-Typen. Wie ein Therapeut auf Ihr ewiges Gequassel reagiert, wird nicht in der Ausbildung gelehrt. Eher reflektiert es sein angeborenes Talent. Sie können das mit dem Talent von Sportlern vergleichen. Einige können einen Ball besser werfen, andere ihn besser schießen. Stellen Sie sich einfach vor, Sie sind der Ball des Therapeuten. So wie sich der Experte Ihnen gegenüber verhält, zeigt, wie gut er Ihr Leben und Ihre Probleme in sein eigenes Leben integriert hat.

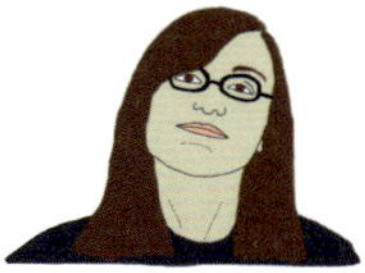

Die Geht-mir-auch-so-Therapeutin
Gleichgültig, was Sie ihr erzählen, Ihre Therapeutin hat das fast alles auch schon erlebt! Vielleicht sollten Sie die Rollen tauschen.

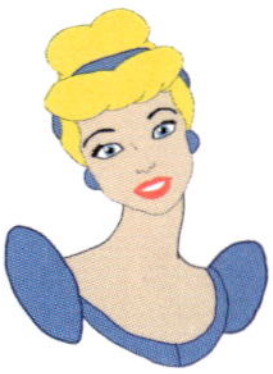

Die Disney-Therapeutin
Da sie zu viel Zeit in Streichelzoos und an Lagerfeuern verbracht hat, scheint sie jedes Mal geschockt zu sein, wenn Sie ihr etwas Negatives aus Ihrer Vergangenheit schildern. Diese Reaktion legt die Vermutung nahe, dass sie nie diesen Raum verlässt und ihr Zwerge, Mäuse oder Dalmatiner zur Seite stehen.

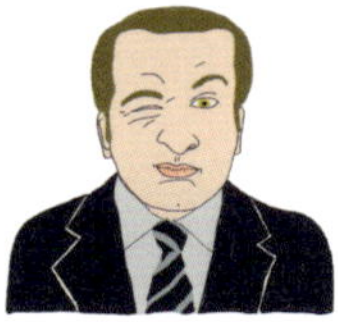

Der unsichere Therapeut
Er leidet unter einem Tick, Zuckungen oder schnalzt mit der Zunge. Am liebsten würden Sie sagen: »Wie nett, dass Sie sich um mich sorgen, aber was machen wir mit *Ihrem* Problem?«

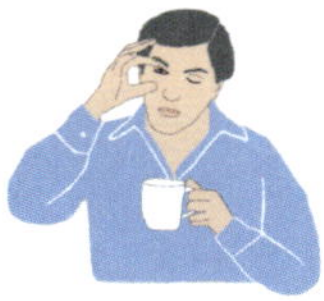

Der Therapeut mit den schweren Lidern
Er versucht alles, um im Gespräch mit Ihnen die Augen offenzuhalten. Meistens gibt er Allergien oder Kontaktlinsen die Schuld daran, doch eigentlich meint er nichts anderes als: Sie sollten so lange schlafen, bis sich Ihre Probleme von selbst gelöst haben.

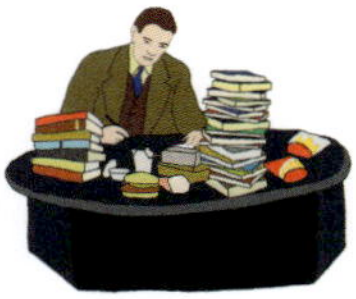

Der Messie-Therapeut

Dieser Therapeut lebt in seiner Praxis. Offensichtlich ist er dort seit vielen Jahren heimisch, wie man an den Bücherstapeln, Aktenordnern und alten Verpackungen von Lieferdiensten erkennt, die herumliegen. Bevor Sie die Behandlung bei ihm beginnen, schauen Sie sich um und stellen Sie sicher, dass er Messies auch behandelt und sie nicht nur in seinen Schrank sperrt.

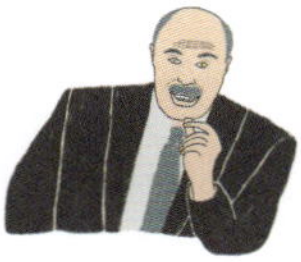

Der Ich-sag's-mal-wie-es-ist-Therapeut

Da hat jemand zu viele amerikanische Serien geguckt, und sobald Sie ihm erzählen, was alles schiefgelaufen ist in Ihrem Leben, wird er Ihnen jedes einzelne Warnsignal aufzeigen, das Sie übersehen haben. Erklären Sie ihm einfach, Ihnen fehle die Fähigkeit, drohendes Unheil zu erkennen. Denn wenn Sie die hätten, würden Sie nicht in seiner Praxis sitzen.

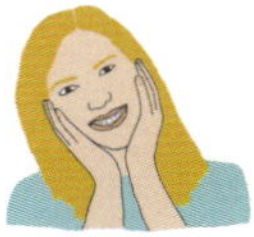

Die wertschätzende Therapeutin

Die wertschätzende Therapeutin ist da, um Sie zu trösten. Jede Ihrer Aussagen erwidert Sie mit »Oh, das ist für Sie sicherlich sehr schwer gewesen«. Tja, aber nicht so schwer, wie dieses ganze Gesäusel zu ertragen.

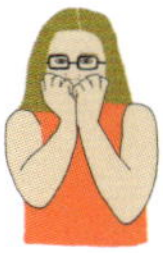

Verlustangst-Therapeutin

Die Angst vor Verlust und verlassen zu werden macht einem immer gute Laune, wenn man sich mal nicht so fühlt. Aber sollten Sie sich mit der Zeit besser fühlen, mehr Unabhängigkeit anstreben und darüber nachdenken, die Therapie zu beenden, wird Ihnen die Verlustangst-Therapeutin immer wieder vor Augen führen, was für ein hoffnungsloser Fall Sie sind.

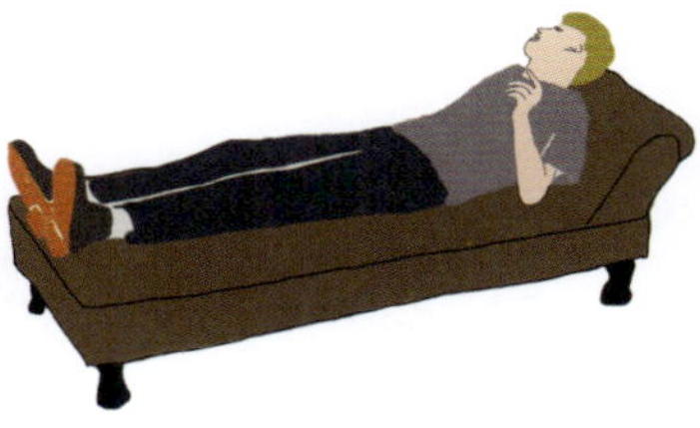

SCHÜTTELWÖRTER NEBENWIRKUNGEN

(VERBREITETE NEBENWIRKUNGEN IHRES SEROTONIN-WIEDERAUFNAHMEHEMMERS)

1. fuessarnhc hseen ____________________
2. lxeeeuls kniuysfdtno ____________________
3. ogvneurspft ____________________
4. rvgenruirw ____________________
5. snieträvto ____________________
6. zguenwaihcmhets ____________________
7. shfaaaalrlu ____________________
8. kternoecr umnd ____________________
9. bkbreinl ni end üßnef ____________________
10. tsöcrhulnnagfse ____________________
11. eeerrbnch ____________________
12. ksetsar tszcehnwi ____________________
13. ngehnä ____________________
14. oulnlkioenrtbrsear tzeitnr ____________________
15. rseondenbn ____________________
16. aknrfmäplfel ____________________
17. efdunale easn ____________________
18. teeörnr ____________________
19. smcuhswkäecleh ____________________
20. dlliicchhkteeiinmtpf ____________________
21. hsci eiw tuenr gderno lfeühn ____________________
22. zshncreme in kreünc, kmeulns, ngkenlee eodr neeadnr tkeöirlpeenr ____________________

Auflösung: 1. unscharfes Sehen 2. sexuelle Dysfunktion 3. Verstopfung 4. Verwirrung 5. Nervosität 6. Gewichtszunahme 7. Haarausfall 8. trockener Mund 9. Kribbeln in den Füßen 10. Schlafstörungen 11. Erbrechen 12. starkes Schwitzen 13. Gähnen 14. unkontrollierbares Zittern 15. Sodbrennen 16. Krampfanfälle 17. laufende Nase 18. Erröten 19. Muskelschwäche 20. Lichtempfindlichkeit 21. sich wie unter Drogen fühlen 22. Schmerzen in Rücken, Muskeln, Gelenken oder anderen Körperteilen

PSYCHIATRISCHE DIAGNOSE:

Ein Kummer für sich allein

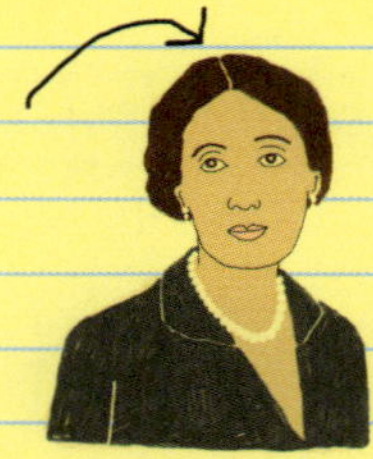

PATIENTENINFORMATION

Name: Adeline Virginia Woolf, geb. Stephen
Lebensdaten: 25. Januar 1882 bis 28. März 1941
Beruf: Entschlossenheit

Karrierehöhepunkte:

- Abbild auf einer rumänischen Briefmarke
- Denkmal auf dem Tavistock Square in London
- Ausstellung zu ihren Ehren im National Portrait Museum

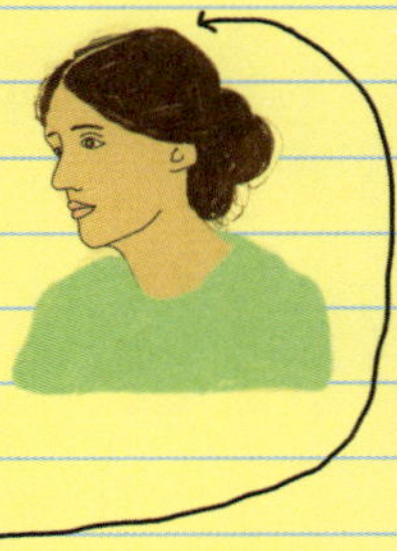

Karrieretiefs:
Bereits verstorben bei all den Höhepunkten

KRANKENGESCHICHTE

Fallgeschichte

- Störrisches Haar
- Dichte Bewölkung über Kensington und fast überall, wo sie sich aufhielt
- Kein Zugang zu Tipp-Ex
- Schrieb »Zum Leuchtturm«, schaffte es aber nie dorthin

Persönlicher Hintergrund
Wuchs in einer Patchwork-Familie zu einer Zeit auf, als diese Form der Familie weder psychologisch untersucht wurde noch TV-Shows dazu existierten.

Ausbildung
Virginia wurde zu Hause von ihrer Mutter unterrichtet, die vielen Malern Modell stand. Man geht davon aus, dass die gut gealterte Mrs. Stephen am Ende des Schultages ihre Kinder in einer Reihe antreten ließ, um zu verkünden: „Ich habe fünf Kinder, doch nur vier Fotos in meiner Hand. Derjenige, für den ich kein Foto habe, muss sofort seine Sachen packen und abreisen …"

Psychosoziale Entwicklung
Der Tod umgab sie seit früher Kindheit. Als sie 13 Jahre alt war, verstarb ihre Mutter, bald darauf ihre Halbschwester. Glücklicherweise gab es im Haushalt keine Tiere.

Behandlungsempfehlung

- Sorgen Sie dafür, ein eigenes Zimmer zu bekommen, aber bieten Sie Ihr Bett auch Besuchern an.
- Schwimmflügel!
- Seien Sie nicht so britisch. Wenn es denn schon sein muss, investieren Sie in eine Tageslichtlampe oder in die Sonnenbank.
- Trinken Sie am Nachmittag entkoffeinierten Tee.
- Meiden Sie die Bekanntschaft von Schriftstellern.

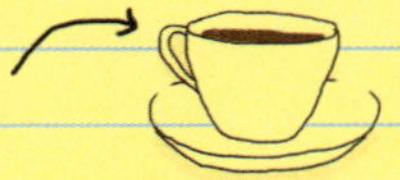

DINGE, DIE SIE IHREM THERAPEUTEN BESSER NICHT SAGEN

Auf welche wissenschaftlichen Ergebnisse stützt sich Ihr Rat?

Ich sehe Tote.

Was müsste ich tun, um mich festzulegen?

Mal im Ernst, wo haben Sie Ihre Zulassungsurkunde?

Vielleicht sollten Sie sich lieber auf Tiere spezialisieren, die werden Sie auch nicht verstehen.

Warum können sich die anderen denn nicht ändern?

Würden Sie mir auf Twitter folgen, dann wüssten Sie, wie meine Woche war!

Ich liebe Sie.

Ich wette, ich kann Sie zum Weinen bringen.

Geben Sie mir Ihre Privatadresse?

Ich habe eine Flasche Spätburgunder mitgebracht. Wir könnten es uns nett machen und einander besser kennenlernen.

Ja, ich nehme »Schlimme Kindheit« für 500 €!

Würden Sie mich gern in meinem natürlichen Habitat beobachten?

Stellen Sie mir einen offiziellen Brief zur Verfügung, der bestätigt, dass ich recht habe?

Manisch? Ich bin nicht manisch. Sie glauben, ich sei manisch? Das ist einfach verrückt!

DINGE, DIE IHNEN IHR THERAPEUT HOFFENTLICH NICHT SAGT

Haben Sie schon mal über Tabletten nachgedacht?

Normalerweise sind das meine Standardpreise, aber bei Ihnen muss ich mehr berechnen.

Ich höre zu … ich muss nur einfach die Augen schließen.

Also, in Ihrem Horoskop steht …

Ich habe eine wunderbare Kollegin, die hier Teilzeit arbeitet, vielleicht wäre die für Sie interessant?

Wäre es Ihnen recht, wenn ich das hier filme?

Heute fühle ich mich so unsicher. Finden Sie mich attraktiv?

Möchten Sie mein Drehbuch lesen? Es basiert auf unserer gemeinsamen Arbeit.

Haben Sie schon mal über Scientology nachgedacht? Ich habe eine Einladung.

Ich habe heute Nacht von Ihnen geträumt.

Ah, Sie sind mein Termin um 14 Uhr! Das ist komisch … Sie sehen genau so aus wie mein Termin um 17 Uhr! Was sagten Sie gerade?

Ihr Problem erinnert mich an den Nahostkonflikt. Aber Ihres ist noch unlösbarer.

Meine Cousine heiratet im Juni, und ich habe noch keine Begleitung. Wollen Sie mitkommen? Mögen Sie Huhn oder Fisch?

Ich kenne da einen tollen Parapsychologen.

ZUSAMMENFASSUNG

Wir müssen für heute leider Schluss machen. Haben Sie Ihre Versichertenkarte dabei? Im Verlauf der letzten 50 Minuten haben Sie einige recht haltlose Thesen für die Behandlung von psychischen Problemen gehört. Es sollte jetzt endgültig klargeworden sein, dass man Ihnen nicht helfen kann. Das Einzige, auf das Sie noch hoffen dürfen, ist, bei einer Behandlung ordentlich zu lachen. Davon abgesehen braucht jeder, der Ihnen Hilfe anbietet, aller Wahrscheinlichkeit nach selbst welche, und zwar dringend.

Aber das hat auch einen großen Vorteil: Die Behandlungsmethoden der Esoterik-Bewegung haben für eine breitere Definition des Therapiebegriffs gesorgt. Daher haben Sie nun die Möglichkeit, sich in irgendetwas zu stürzen und es Therapie zu nennen. Kaufen Sie sich einen Komodowaran, ziehen Sie ihm eine Weste über und erklären Sie ihn zu Ihrem Krafttier. Alleine ins Kino gehen zu müssen hat sich damit erledigt.

In dem nächsten (und letzten!) Kapitel finden Sie eine Wundertüte voller Spaß und unsinniger Aktivitäten, wie Spiele, Rätsel oder Witze, für die seltenen Tage, an denen Sie die Energie aufbringen, sich vorzumachen, Sie seien eigentlich gar nicht depressiv.

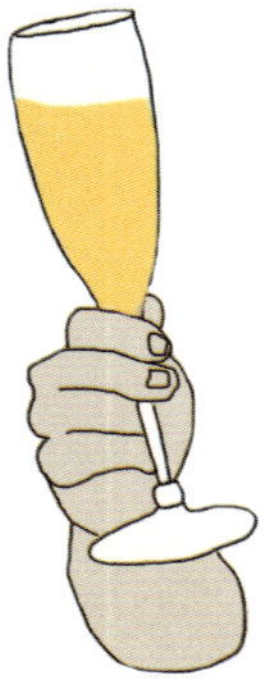

6. KAPITEL

DEPRESSIV MIT SPASS!

Es wird Sie vielleicht erstaunen, aber Depression und Spaß müssen einander nicht ausschließen! Insbesondere gilt das für Witze, und daher kommen all Ihre sarkastischen und wertenden Gedanken. Wie wir in diesem Kapitel zeigen, können Sie sich mit Ihrer Depression herrlich amüsieren. Es gibt eine Vielzahl an Witzen, Aktivitäten, Spielen, Rätseln und sogar ein paar unkomplizierte Konsummöglichkeiten!

Und das Beste daran ist, dass nur Sie Spaß an Ihrer Depression haben, niemand sonst! Sie können nach Herzenslust Witze reißen. Wenn ein glücklicher Freund von Ihnen (ein »Normalo«) sich über Depressionen, Medikamente oder psychische Gesundheit lustig macht, sollten Sie ihn umgehend darauf hinweisen, wie sehr er Sie mit seinem mangelnden Einfühlungsvermögen verletzt hat. Sollte Sie jedoch ein Normalo mit seiner Empathie unterstützen wollen, rufen Sie einfach: »Kenne ich schon! Hilft alles nichts!«

Eine Depression ist ein fröhlicher Begleiter, denn sie erlaubt Ihnen alles, um sich besser zu fühlen. Machen Sie sich keine Sorgen, Sie könnten es mit der guten Laune übertreiben. Sie haben keine Chance.

SIE WERDEN SO LACHEN MÜSSEN, DASS IHNEN DIE TRÄNEN KOMMEN.

FINDEN SIE IHREN DEPRESSIONS-ALIAS

Sie brauchen einen Decknamen, der das Wesen Ihres traurigen, jämmerlichen Selbst widerspiegelt. Ermitteln Sie ihn, indem Sie den beschämendsten Aspekt Ihrer Wohnung (Schritt 1) mit Ihrem schlimmsten physischen Merkmal (Schritt 2) kombinieren. Mit dieser wissenschaftlich untersuchten Methode erlangen Sie Ihren passenden Alias.

NOTIEREN SIE HIER IHREN DEPRESSIONS-ALIAS:

____

____

Schritt 1	Schritt 2
Der beschämendste Aspekt Ihrer Wohnung	**Ihr schlimmstes physisches Merkmal**
☐ Schmierig	☐ Große Nase
☐ Muffig	☐ Sommersprossen
☐ Staubig	☐ Stummelbeine
☐ Vermüllt	☐ Männerbrüste
☐ Abblätternd	☐ Breite Hüften
☐ Fleckig	☐ Strähnige Haare
☐ Verschimmelt	☐ Hängebauch
☐ Leckend	☐ Dünne Lippen
☐ Tropfend	☐ Stubsnase
☐ Rostig	☐ Monobraue
☐ Zerbrochen	☐ Monobusen
☐ Schummerig	☐ Fettbauch
☐ Klebrig	☐ Hasenzähne
☐ Übelriechend	☐ Hängebacken
☐ Krümelig	☐ Dritte Brustwarze
☐ Schmutzig	☐ Schmerbauch
☐ Vollgestellt	☐ Krauses Haar
☐ Zugig	☐ Parodontose
☐ Feucht	☐ Riesige Poren
☐ Schäbig	☐ Dünne Beinchen
☐ Quietschend	☐ Hervorstehende Augen
☐ Kahl	☐ Unschönes Muttermal
☐ Bröckelig	☐ Fettrollen
☐ Moosig	☐ Kurze Arme
☐ Schadhaft	☐ Kein Hals

Bonusrunde – setzen Sie es online! Das macht einen Riesenspaß und sichert Ihnen möglicherweise fünf Sekunden Ruhm im Internet. Setzen Sie hinter einem Hashtag Ihren Namen und fügen Sie die letzten beiden Ziffern Ihres Geburtsjahres hinzu: #MuffigeStummelbeine84 #DreckigeDritteBrustwarze91 #KlebrigeHaengebacken69

13 BÜCHER, DIE IHNEN FREUDE MACHEN!

(Denn 10 reichen nicht aus)

1. Andrew Solomon: Saturns Schatten: Die dunklen Welten der Depression
2. Sylvia Plath: Die Glasglocke
3. Gabriel García Márquez: Hundert Jahre Einsamkeit
4. Leah Leneman: Vegane Rezepte für eine Person
5. Elizabeth Gilbert: Eat, Pray, Love (Kein Verlag wird die Kosten für Ihre Reise vorstrecken.)
6. Der Fänger im Roggen, Herr der Fliegen, 1984, Siddharta (und all die anderen Bücher, die Sie in der Schule lesen mussten und von denen Sie keine Ahnung hatten, dass sie Sie aufs Leben vorbereiten)
7. Mark Feldman, Lawrence S. Friedman and Lawrence J. Brandt: Sleisinger & Fordtrans Gastrointestinal and Liver Desease 2 Volume Set: Pathophysiology, Diagnosis, Management (10th ed.)
8. Margaret Atwood: Der Report der Magd
9. Ed Wheat: So retten Sie Ihre Ehe allein
10. Jean-Dominique Bauby: Schmetterling und Taucherglocke (wenigstens kann er im Bett bleiben)
11. Shel Silverstein: Der Baum, der sich nicht lumpen ließ
12. Leo Tolstoi: Krieg und Frieden (oder alles andere, das im Regal »Russische Literatur« steht)
13. Dana Eagle: Depression für Einsteiger. Ein Leidfaden

DEPRIMIERENDE HAUSTIERE

Mit einem Hund können Sie der Außenwelt Ihre Gesinnung deutlich machen. Hunde können knurren, beißen, Dinge zerstören und auf den Rasen des Nachbarn kacken. Als Hundehalter können Sie dieses Verhalten mit den Gefühlslagen entschuldigen, unter denen eigentlich Sie leiden: Er fürchtet sich. Er fühlt sich ungeliebt. Er ist knapp bei Kasse und fühlt sich nicht wertgeschätzt. Er braucht ein neues iPhone. Er mag Borussia-Dortmund-Fans nicht.

Und genau wie Ihr kleiner Freund schlingen Sie bei den Mahlzeiten unbesehen ein Stück Irgendwas hinunter, das Sie auf dem Teppich gefunden haben, einfach um die Leere in Ihnen zu füllen. (Im Gegensatz zu Ihrem Hund riechen Sie jedoch nicht mal vorher dran.)

Die größte Ähnlichkeit zwischen Ihnen und Ihrem Hund besteht darin, dass Sie Menschen den Rücken zuwenden, sobald Sie von ihnen bekommen haben, was Sie wollten – genau wie Ihr kleiner Liebling.

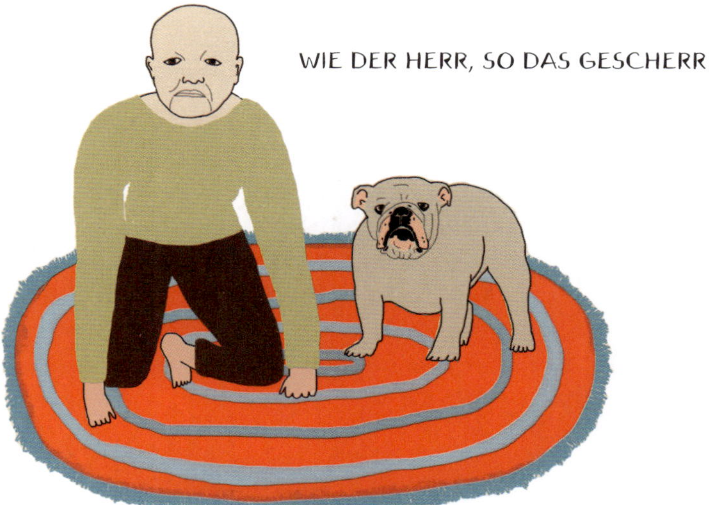

KATZEN

Für Depressive ist eine Katze eigentlich ein Muss. Haben Sie eine Katze auf dem Schoß (oder unter dem Bett), ist es nicht mehr nötig, darauf hinzuweisen, dass Sie Depressionen haben. Die Katzenhaare, die sich überall auf Ihrer Kleidung befinden, sind ein Indiz dafür, wie egal Ihnen alles ist.

Jeder Aspekt, eine Katze zu besitzen, ist per se traurig: Wie Sie mit dem Kinn den Stapel Katzenfutterdosen (»kalorienreduziert«) fixieren, um ihn zur Kasse zu bugsieren (es gab sie im Sonderangebot, und Sie wollen die Angestellten der Supermarktkette beschämen). Das Saubermachen des Katzenklos: Streu, klebrige Reste und unglaubliche Mengen an Erbrochenem und Haarballen …

Im Gegensatz zu Hunden können Katzen weder die Hauspuschen noch die Zeitung bringen. Sie halten sich an die größeren Möbelstücke, die nur alle zehn Jahre oder so ausgetauscht werden, wie das Sofa oder die Auslegeware. Mit der Zeit gewöhnen Sie sich daran, in einer Umgebung zu leben, die aus Fetzen besteht. Es ist ein Vorglühen für das, was noch kommen mag.

Ein weiterer Vorteil besteht im Katzenurin. Sie werden auf jede einzelne Produktwerbung, Anzeige oder Verpackung hereinfallen, die behauptet, damit lasse sich der Geruch von Katzenurin vertreiben. Nichts kann den Geruch von Katzenurin vertreiben.

Katzenhaltung im Haus überzeugt Sie nicht? Gehen Sie einfach vor die Tür und unterstützen eine Katzenfamilie draußen. Diese Tiere leben nicht bei Ihnen, streichen aber ums Haus herum. Füttern Sie sie nur ein einziges Mal, und man wird Sie lieben. Plötzlich fühlen Sie sich geschätzt, Sie werden gebraucht, Sie sind ein Hüter von Gottes Geschöpfen. Aber eigentlich wollen die Viecher nur das Fressen.

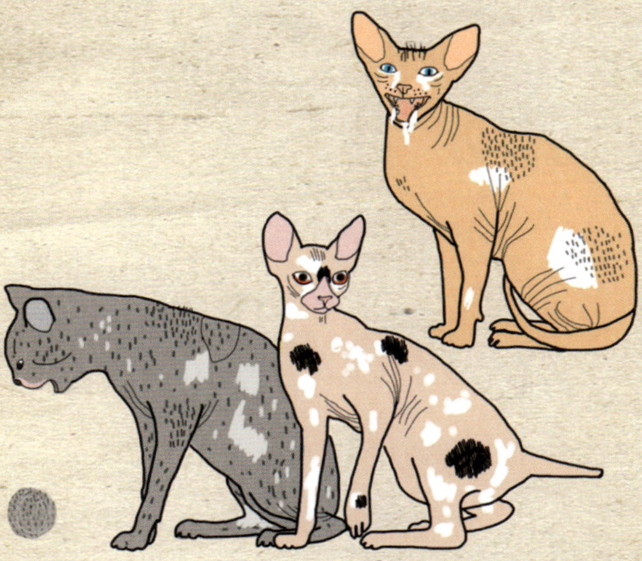

KATZEN: SPECIALS UND UPGRADES

- Sie brauchen mehrere
- Die Katzen sollten haarlos sein. Nicht wegen der Rasse, sondern aufgrund eines nervösen Leidens oder einer Allergie, die die Ursache für krankhafte Stellen, Haarausfall und Schuppen ist.
- Im Idealfall leiden die Tiere unter Reflux (glücklicherweise tun das die meisten).

Bei richtiger Auswahl und ambivalenter Pflege wird Ihr Hund Sie und Ihre Depression im Kreis führen, und schon sind Sie wieder dort, wo Sie angefangen haben! Es ist ein stetiger Kreislauf: Mehrmals am Tag werden Sie dieselbe Runde gehen, den Hund von demselben Baum wegzerren und denselben Nachbarn begegnen, die sich einen Hund als Fitnesstrainer halten. Genau richtig: Sie sind nun Mitglied im langweiligsten Fitnessstudio, das man sich vorstellen kann. Nicht nur wiederholen sich das Gassi gehen und die Befehle, sie zwingen Sie außerdem dazu, Ihre Gespräche um die ewig gleichen fünf Themen kreisen zu lassen (vier davon drehen sich um den Hund).

Sollten Sie den Köter nicht aus dem Tierheim geholt haben, wird es eine Weile dauern, bis er sich an Ihr depressives Tempo gewöhnt hat. Bleiben Sie dran. Ein Hund mag vielleicht sein neues Zuhause begeistert kennenlernen wollen, aber schon bald lernt er Müdigkeit und Verzweiflung von Ihnen.

Um diesen Verlangsamungsprozess zu beschleunigen, kaufen Sie am besten ein reinrassiges Tier. Noch trauriger als ein Rettungshund, der so ängstlich und schreckhaft ist wie ein Vietnamveteran, ist ein wunderhübscher dummer Rasseköter, dessen Hinterläufe dank Generationen von Inzucht lahmen. Ihr tägliches Amüsement wird sofort von Schuldgefühlen abgelöst, wenn Sie das Geräusch hören, wie sein preisgekröntes Köpfchen an den Türrahmen knallt, weil er auf dem linken Auge nicht mehr so gut sehen kann.

Ja, ein Hund als Begleiter ist ein bisschen anstrengender auf Ihrem Weg zum Gipfel der Depression, aber zwischen traumatisiertem Rettungshund und dementem Zuchttier werden Sie einen in der Mitte finden, der sich neben Sie hockt. Allerdings nur, weil Sie ihn an der Leine haben. Sonst würde er gerne umkehren und das Erbrochene vom Bürgersteig fressen, an dem Sie gerade vorbeigegangen sind. Und nun gib Mutti ein Küsschen!

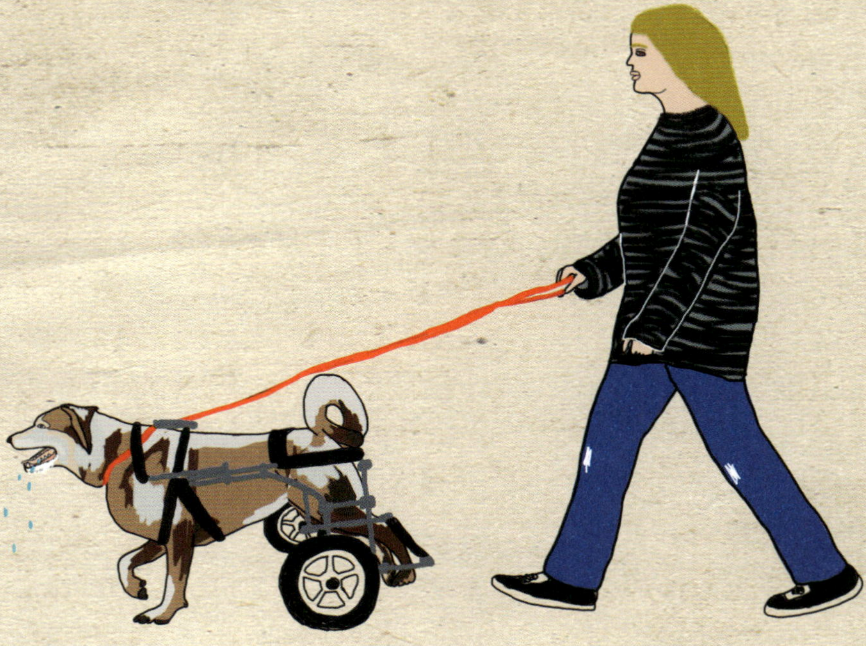

HUNDE: SPECIALS UND UPGRADES

- Suchen Sie sich einen Hund aus, der ängstlich und neurotisch ist. Entscheiden Sie sich für einen, der Angst vor Vögeln, Fliegen und der Fernbedienung hat.
- Holen Sie sich einen Hund, der permanent sabbert, dessen Augen tränen, und – Huch! – einen, der riesige Windeln braucht.
- Das Traumtier leidet unter unerklärlichen chronischen Symptomen, die seine Beweglichkeit einschränken. Suchen Sie sich beim Züchter ein pelziges Baby aus, das wie ein Zuchtschaugewinner wirkt, aber auf Abfall losgeht wie eine Straßenratte. Im Müll zu wühlen könnte sich allerdings auch für Sie in der Zukunft als nützlich erweisen.

DIE AUSGETRETENEN PFADE VERLASSEN

Keiner dieser depressiven Begleiter gilt als bester Freund des Menschen oder als übermäßig klug, aber jeder von ihnen ist aus bestimmten Gründen bestens dazu geeignet, Ihnen bei Ihrer Depression Gesellschaft zu leisten.

Der Leguan
Er zeigt seine Zuneigung ebenso offen wie Ihre/r Ex.

Der Einsiedlerkrebs
Sie müssen entscheiden, ob er tot ist.

Siamesischer Kampffisch
Wie Sie erträgt er es nicht, von seinesgleichen umgeben zu sein. Außerdem schafft er es, gleichzeitig ungewöhnlich und langweilig zu sein. Sein Bonus: Er lebt in seinem eigenen Urin.

Fische allgemein
Sobald Sie sie in der Toilette heruntergespült haben, können Sie das leere Aquarium als Erinnerung daran stehen lassen, dass alles Leben vergänglich ist.

Fruchtfliegen
Ob Sie sie nun haben wollen oder nicht, Sie *werden* sie im Sommer im Haus haben.

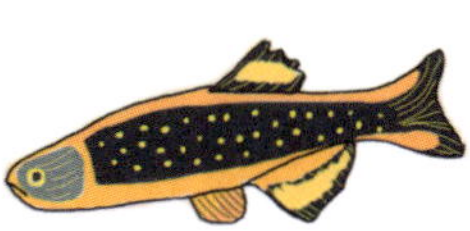

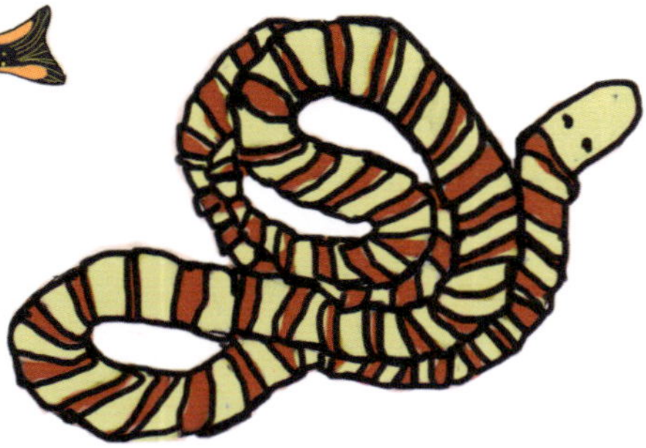

DEPRESSIONS-NICHT-ACTIONFIGUREN. SAMMELN SIE SIE ALLE!

Schenken Sie Ihren Kindern (oder dem traurigen Kind in Ihnen) Nicht-Actionfiguren: Diese Puppen und Figuren sind so mit sich selbst beschäftigt, dass sie noch nicht mal die Zeit zum Spielen haben. Experten stimmen darin überein, dass diese neue Reihe instabiler und leidgeprüfter Spielkameraden der perfekte Weg ist, um Kindern schon früh zu zeigen, wie sehr man von anderen enttäuscht werden kann.

Bestellen Sie Nicht-Actionfiguren noch heute und weisen Sie Ihren Kindern den Weg zu unangemessenem Mitteilungsdrang, missbräuchlichen Beziehungen, Hysterie und Hilflosigkeit.

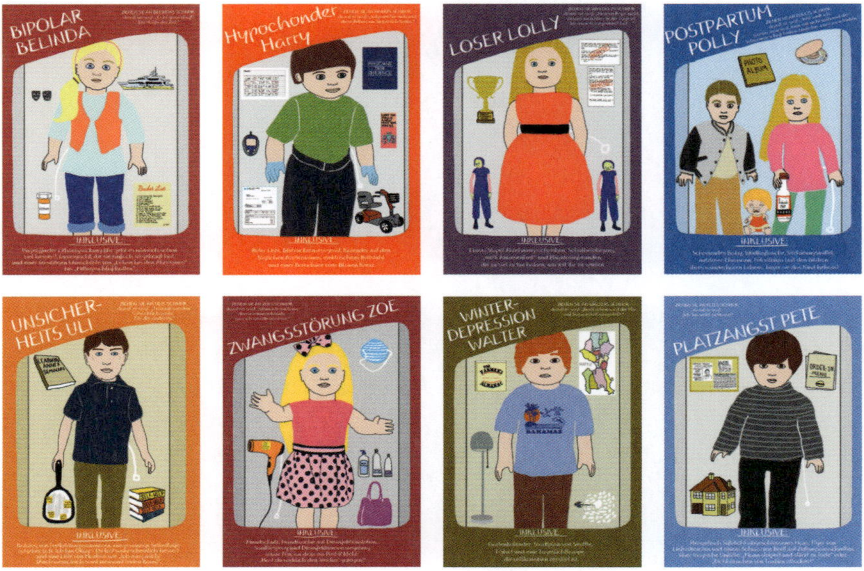

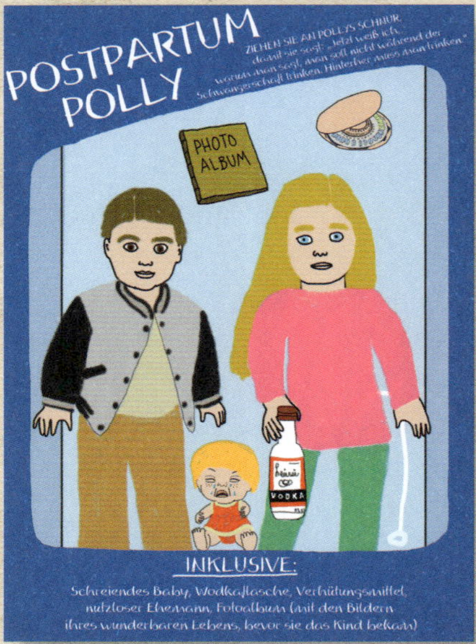

POSTPARTUM POLLY

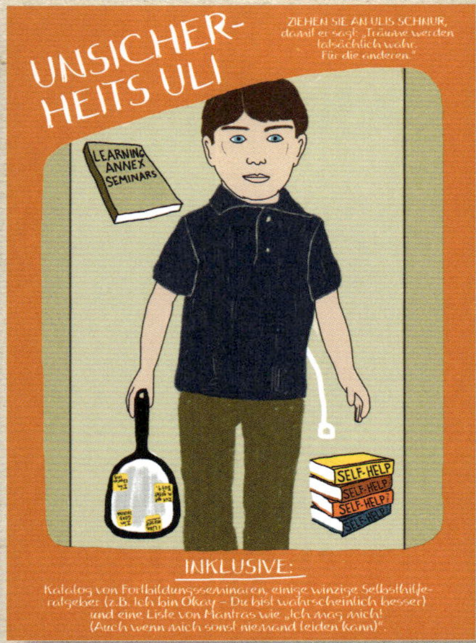

UNSICHERHEITS ULI

Inklusive:
Schreiendes Baby, Wodkaflasche, Verhütungsmittel, nutzloser Ehemann, Fotoalbum (mit den Bildern ihres wunderbaren Lebens, bevor sie das Kind bekam)

Ziehen Sie an Pollys Schnur, damit sie sagt: »Jetzt weiß ich, warum man sagt, man soll nicht während der Schwangerschaft trinken. Hinterher muss man trinken.«

Inklusive:
Katalog von Fortbildungsseminaren, einige winzige Selbsthilferatgeber (z. B. Ich bin Okay – Du bist wahrscheinlich besser) und eine Liste von Mantras wie »Ich mag mich! (Auch wenn mich sonst niemand leiden kann)«.

Ziehen Sie an Ulis Schnur, damit er sagt: »Träume werden tatsächlich wahr. Für die anderen.«

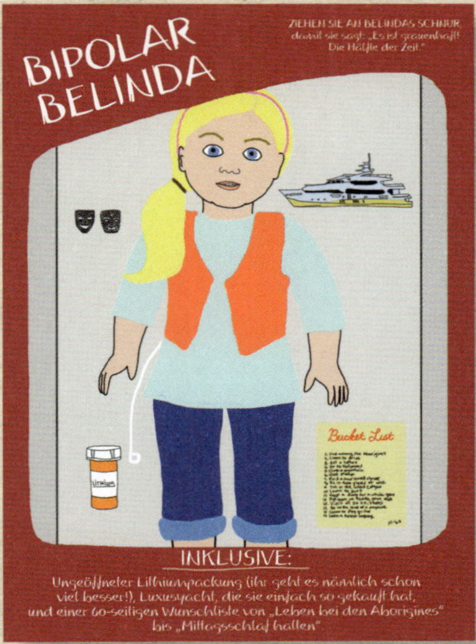

BIPOLAR BELINDA

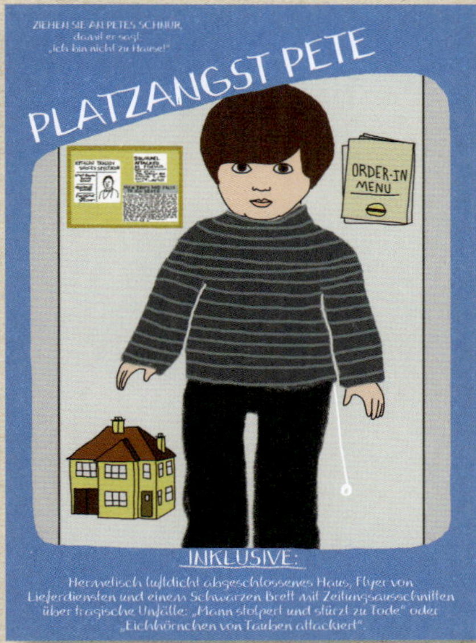

PLATZANGST PETE

Inklusive:
Ungeöffnete Lithiumpackung (ihr geht es nämlich schon viel besser!), Luxusyacht, die sie einfach so gekauft hat, und eine 60-seitige Wunschliste von »Leben bei den Aborigines« bis »Mittagsschlaf halten«.

Ziehen Sie an Belindas Schnur, damit sie sagt: »Es ist grauenhaft! Die Hälfte der Zeit.«

Inklusive:
Hermetisch luftdicht abgeschlossenes Haus, Flyer von Lieferdiensten und einem Schwarzen Brett mit Zeitungsausschnitten über tragische Unfälle: »Mann stolpert und stürzt zu Tode« oder »Eichhörnchen von Tauben attackiert«.

Ziehen Sie an Petes Schnur, damit er sagt: »Ich bin nicht zu Hause!«

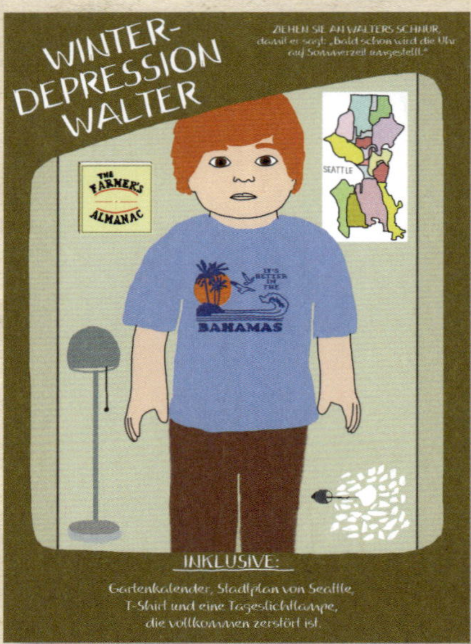

WINTERDEPRESSION
WALTER

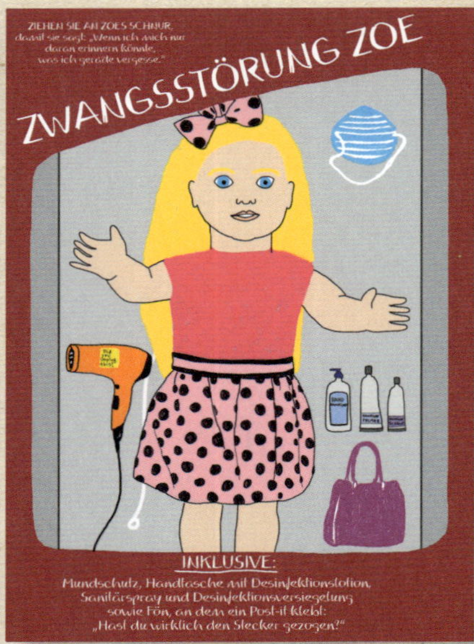

ZWANGSSTÖRUNG
ZOE

Inklusive:
Gartenkalender, Stadtplan von Seattle, T-Shirt und eine Tageslichtlampe, die vollkommen zerstört ist.

Ziehen Sie an Walters Schnur, damit er sagt: »Bald schon wird die Uhr auf Sommerzeit umgestellt.«

Inklusive:
Mundschutz, Handtasche mit Desinfektionslotion, Sanitärspray und Desinfektionsversiegelung sowie Fön, an dem ein Post-it klebt: »Hast du wirklich den Stecker gezogen?«

Ziehen Sie an Zoes Schnur, damit sie sagt: »Wenn ich mich nur daran erinnern könnte, was ich gerade vergesse.«

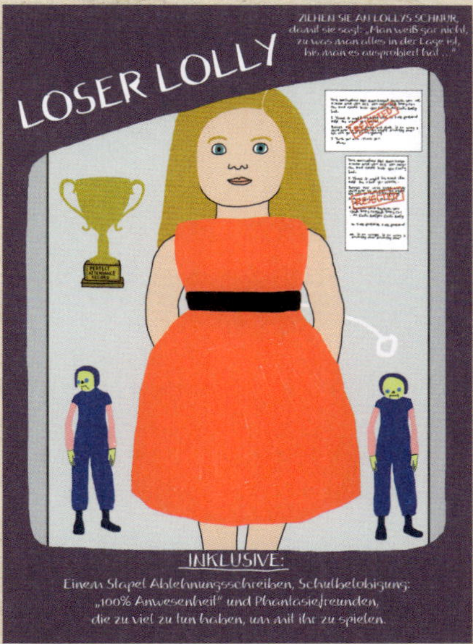

LOSER LOLLY

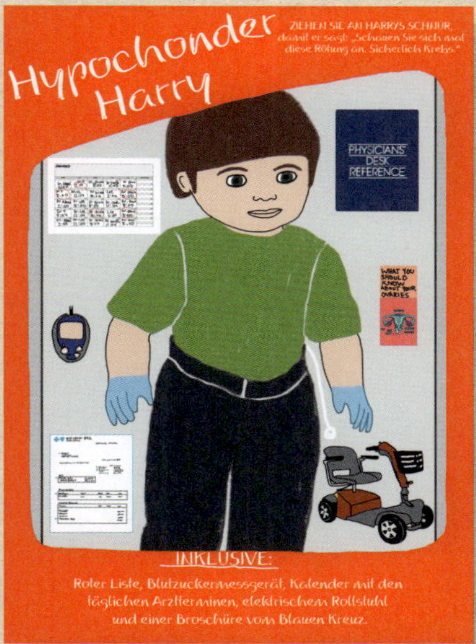

HYPOCHONDER HARRY

Inklusive:
Ein Stapel Ablehnungsschreiben, Schulbelobigung: »100 % Anwesenheit« und Phantasiefreunde, die zu viel zu tun haben, um mit ihr zu spielen.

Ziehen Sie an Lollys Schnur, damit sie sagt: »Man weiß gar nicht, zu was man alles in der Lage ist, bis man es ausprobiert hat …«

Inklusive:
Rote Liste, Blutzuckermessgerät, Kalender mit den täglichen Arztterminen, elektrischer Rollstuhl und eine Broschüre vom Blauen Kreuz.

Ziehen Sie an Harrys Schnur, damit er sagt: »Schauen Sie sich mal diese Rötung an. Sicherlich Krebs.«

13 KINOFILME, DIE IHNEN FREUDE MACHEN!

(Denn 10 reichen nicht aus)

1. Precious – Das Leben ist kostbar
2. Love Story
3. Leaving Las Vegas
4. Achtzigerjahre-Serien mit Scott Baio, der vor Drogen warnt
5. Mein Leben als Hund
6. Schindlers Liste oder Filme, die Genozid thematisieren
7. Dancer in the Dark
8. 12 Years a Slave
9. Requiem for a Dream
10. Sybil
11. Million Dollar Baby (oder beliebigen Film mit Hilary Swank)
12. Boyhood
13. Elephant Man

Hinweis der Autorin: Seien Sie vorsichtig mit Filmen, in denen es um Sklaverei, den Holocaust, Genozid oder Vorbehalte gegen Schwule oder Transgender geht. Sie könnten den Eindruck bekommen, Sie hätten kein Recht, deprimiert zu sein. Und das stimmt.

WAS IST EIGENTLICH LOS? DAS STIMMUNGS-ORAKEL

Nutzen Sie den verlässlichen Service des Orakels, das Sie aus der 5. Klasse kennen. Bevor Sie auf Ihren Zusammenbruch zusteuerten, nannte es Ihnen Ihre Lieblingsfarbe, Ihre Lieblingszahl und wen aus der Klasse Sie küssen sollten. Jetzt geht es um einige Aspekte, auf die Sie keinen Einfluss haben. Das Orakel hat vielleicht nicht alle Antworten, aber es stellt die entscheidende Frage.

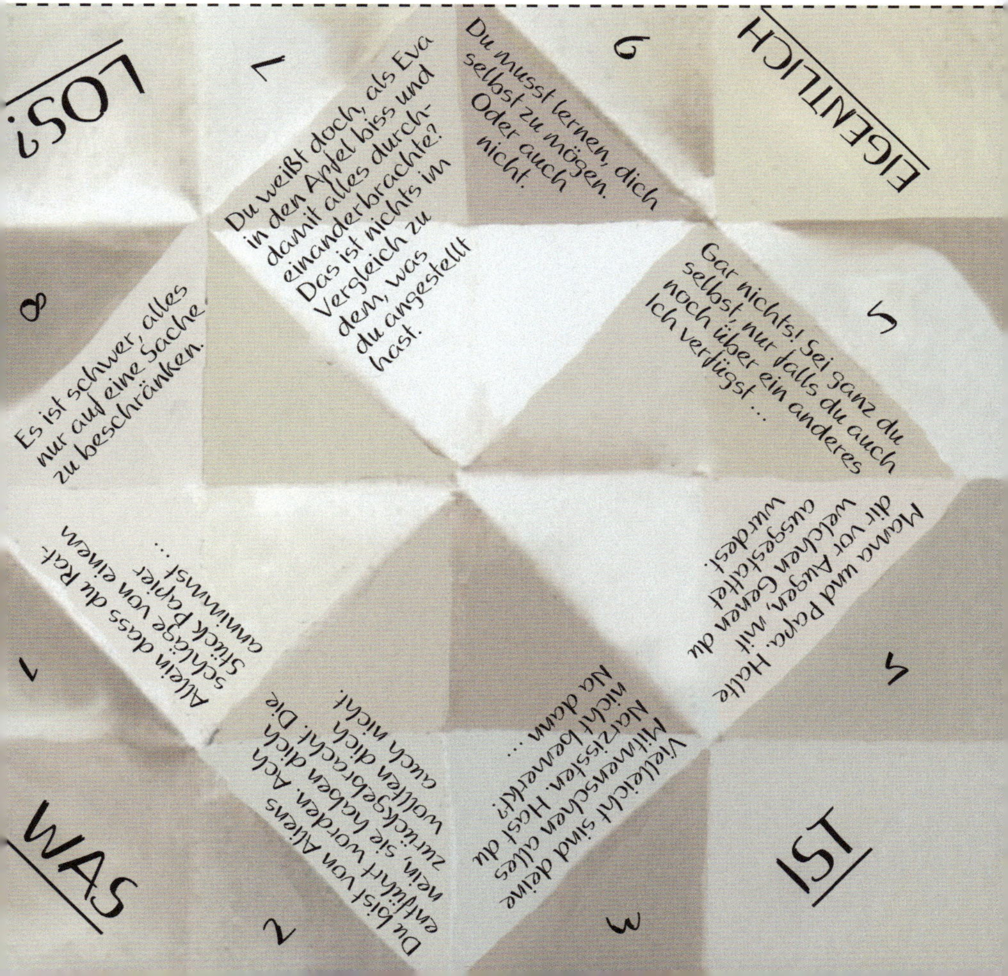

FALTANLEITUNG FÜR DAS STIMMUNGS-ORAKEL

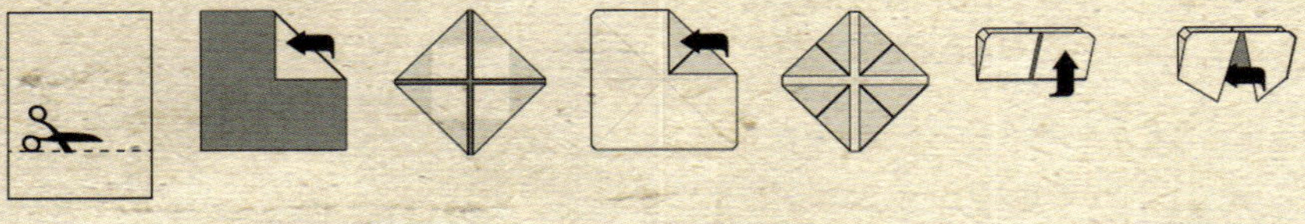

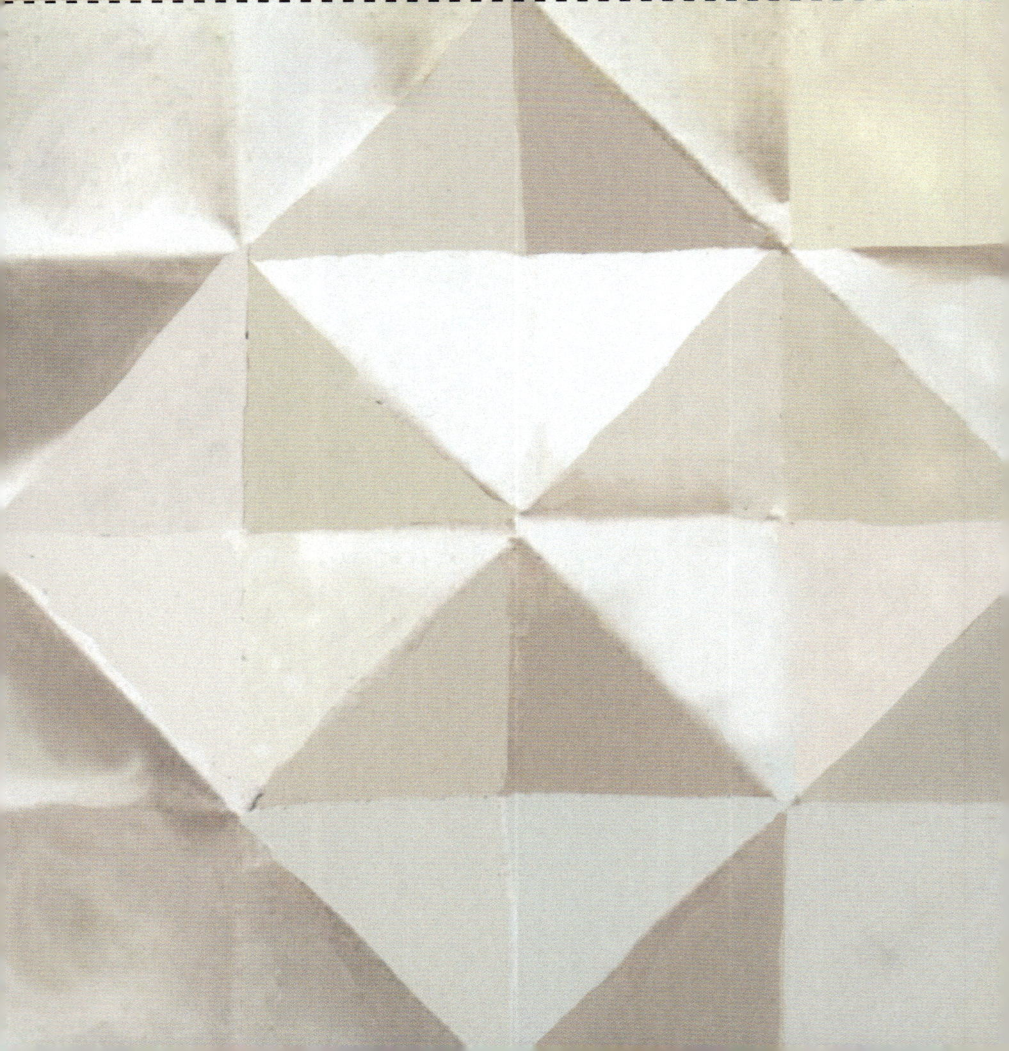

TOLLE DEPRIMIERENDE LEBENSMITTEL

Während einer Depression können Sie alles essen. Folgende Lebensmittel haben aber den Vorteil, dass sie an sich schon deprimierend sind.

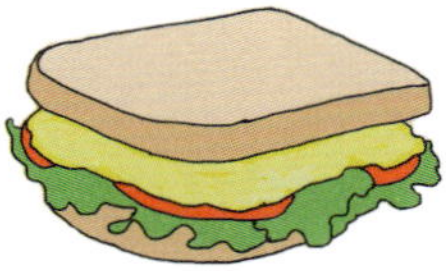

Eiersalat

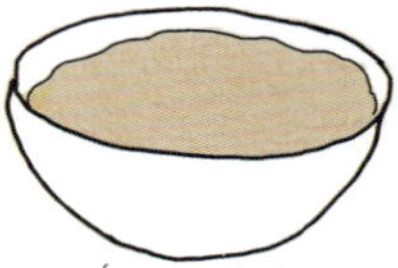

Haferschleim

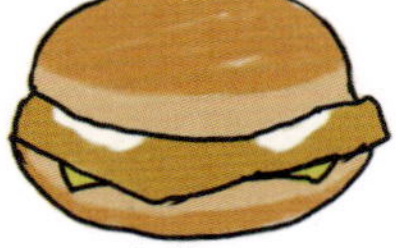

Fischburger
einer Fast-Food-Kette

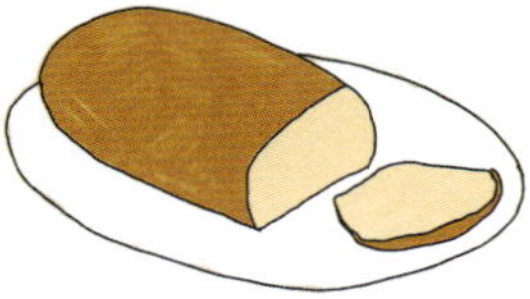

Hackbraten

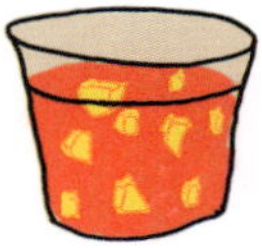

Götterspeise
mit Ananasstückchen

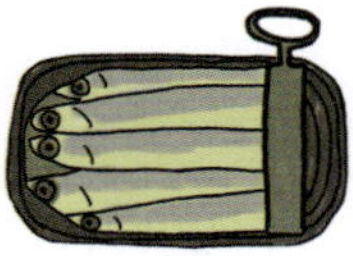

Sardinen

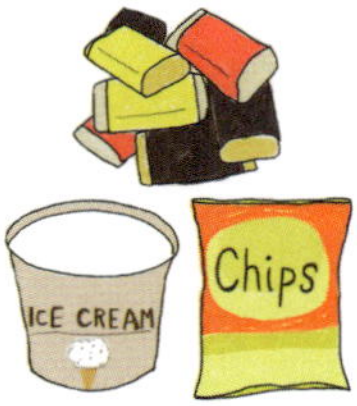

alle einzeln verpackten Lebensmittel, die man nur kauft, um seine Fressgelüste zu befriedigen

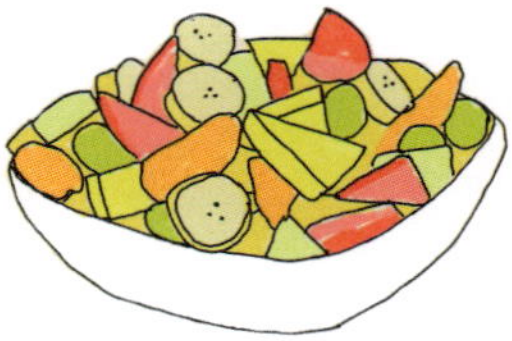

einen Tag alten Fruchtsalat, sauer geworden durch die Orangenstückchen

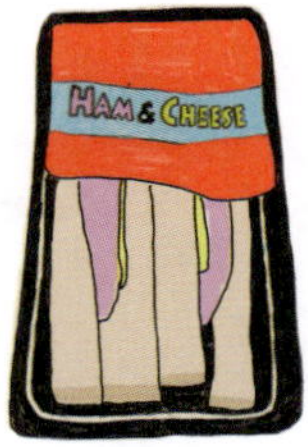

belegtes Brötchen oder Salat von der Tankstelle

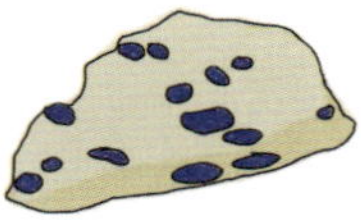

Scones
(bzw. alles, was aus Großbritannien kommt)

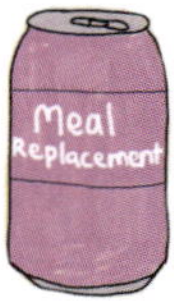

Diätshakes, die vorgeben, den ganzen Tag zu sättigen

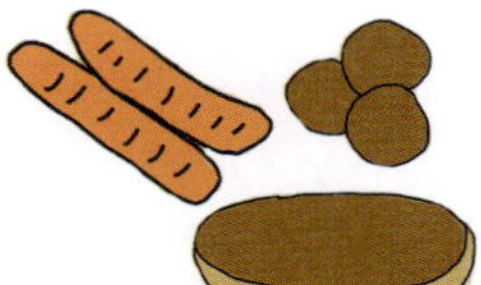

Hühnerfleisch ohne Huhn, Fleischklopse ohne Fleisch oder Soja-Würstchen

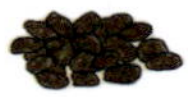

alles, was Rosinen enthält

DEPRESSIONS -

ARIES

Sternkreis-
zeichen

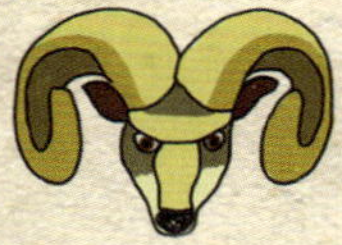

Widder

Depressions-
symbol

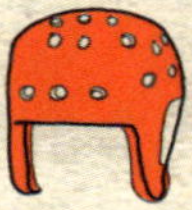

Schutzhelm für
Epileptiker

CANCER

Sternkreis-
zeichen

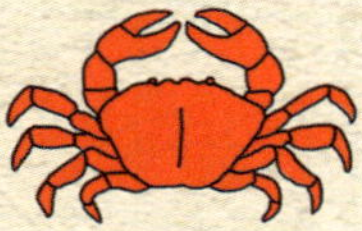

Krebs

Depressions-
symbol

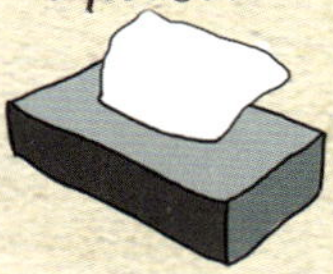

Taschentücherbox

TAURUS

Sternkreis-
zeichen

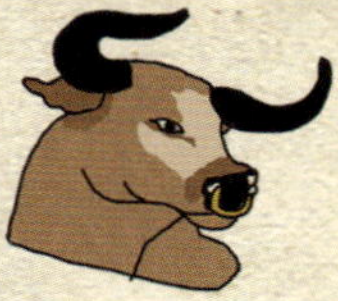

Stier

Depressions-
symbol

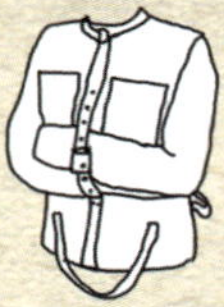

Zwangsjacke

LEO

Sternkreis-
zeichen

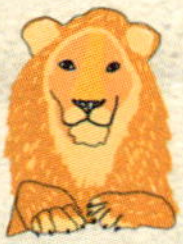

Löwe

Depressions-
symbol

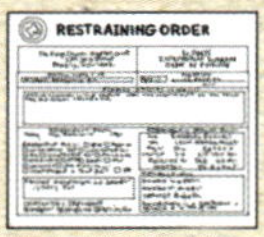

einstweilige
Verfügung

GEMINI

Sternkreis-
zeichen

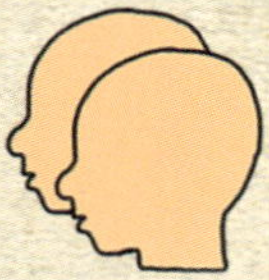

Zwillinge

Depressions-
symbol

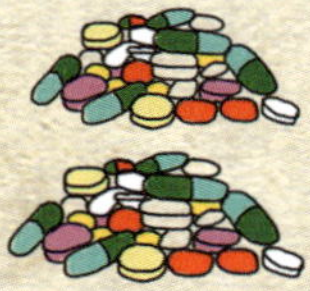

zwei Pillenhaufen

VIRGO

Sternkreis-
zeichen

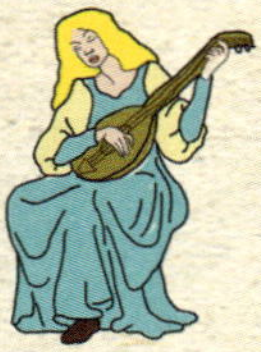

Jungfrau

Depressions-
symbol

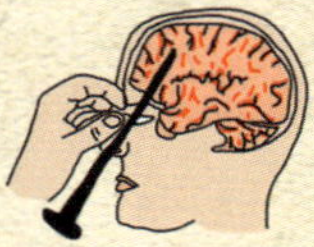

Lobotomie

HORRORSKOP

LIBRA

Sternkreis-
zeichen

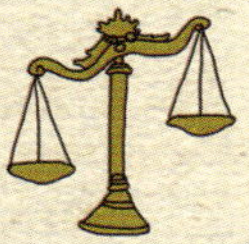

Waage

Depressions-
symbol

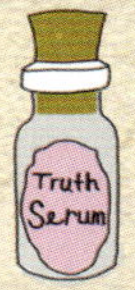

Wahrheitsserum

CAPRICORNUS

Sternkreis-
zeichen

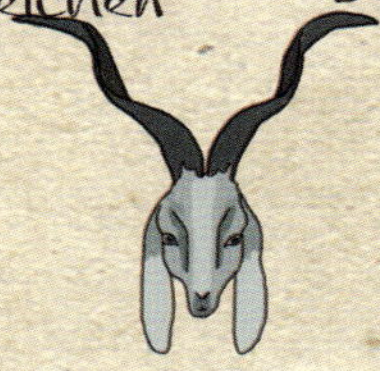

Steinbock

Depressions-
symbol

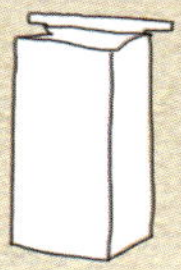

Kotztüte

SCORPIO

Sternkreis-
zeichen

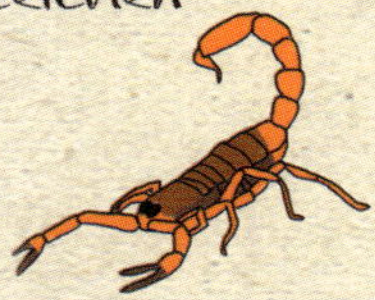

Skorpion

Depressions-
symbol

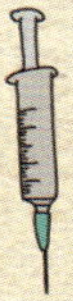

Spritze

AQUARIUS

Sternkreis-
zeichen

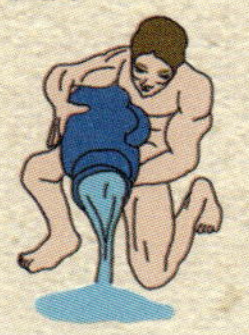

Wasserträger

Depressions-
symbol

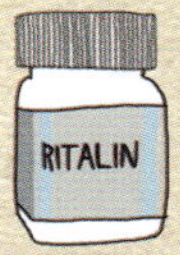

Ritalin

SAGITTARIUS

Sternkreis-
zeichen

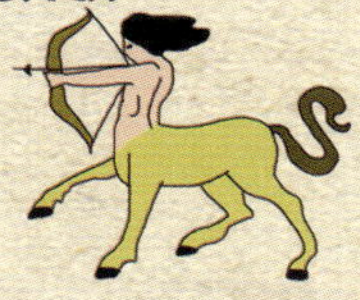

Bogenschütze

Depressions-
symbol

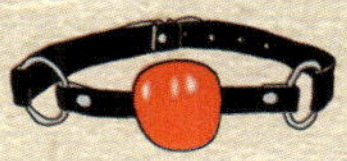

Ballknebel

PISCES

Sternkreis-
zeichen

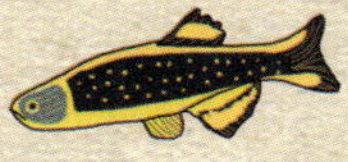

Fische

Depressions-
symbol

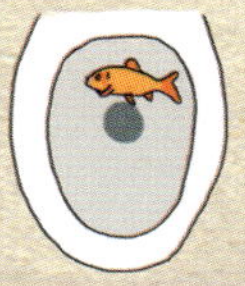

Fische in der Toilette

DEPRESSIONS-HORRORSKOPE

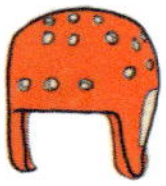

Widder
Ihr Drang nach vorn beschert Ihnen modische Kleidung und materielle Güter. Die sind nett anzuschauen, während alle Menschen, die Sie lieben, Sie verlassen.

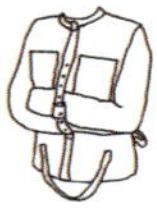

Stier
Haben Sie einmal die Entscheidung getroffen, depressiv zu sein, bleiben Sie auch dabei. Wenn Sie durch die Hölle gehen, dann bis ans Ende. Auch wenn das heißt, über das Ziel hinauszuschießen.

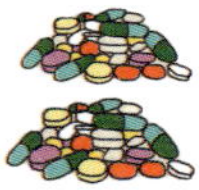

Zwillinge
Sie versuchen alles, um Ihre Bedürfnisse zu kommunizieren: Sie schreiben, schreien oder lassen die Rückseite der Flyer vom China-Imbiss bedrucken. Vielleicht versuchen Sie es mal mit Zuhören.

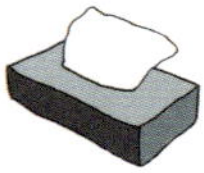

Krebs
In Ihrer Wahrnehmung ist die Box mit Taschentüchern immer halb leer, dabei ist sie sogar vollkommen leer. Nutzen Sie Ihre Feinfühligkeit, um jegliche Kränkung wahrzunehmen und sei sie noch so abwegig.

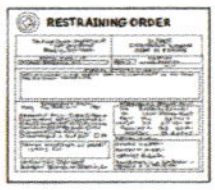

Löwe
Sie nutzen Ihren Stolz, um überraschenderweise eine Depression zu entwickeln. Derweil fragen Sie sich immer wieder, warum niemand Sie wertschätzt.

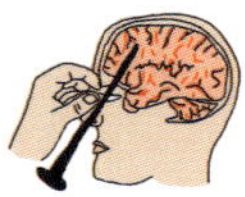

Jungfrau
So effektiv Sie darin sind, andere herunterzuziehen, so sehr können Sie Ihren Perfektionismus gegen sich selbst wenden. Knien Sie sich rein und sparen Sie sich die Pausen.

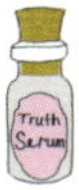

Waage
Ihr Hang, das Für und Wider all Ihrer Optionen gegeneinander abzuwägen, ist die perfekte Ausrede dafür, nicht hinauszugehen und irgendetwas zu Ende zu bringen. Oder sollten Sie vielleicht doch? Jetzt? Oder später? Besser später.

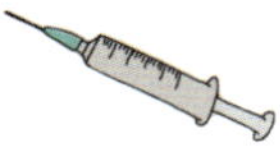

Skorpion
Ihre tiefe, dunkle, leidenschaftliche Seite erlaubt Ihnen, in einem Maß vor sich hin zu grübeln, das die meisten Menschen nur aus dem Deutschen Expressionismus kennen.

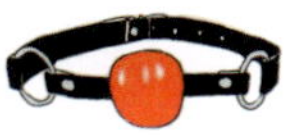

Schütze
Im Wald steht ein Baum. Nun ist er umgefallen. Haben Sie es gehört? Er sagte, Sie würden ums Verrecken Ihren Mund nicht halten.

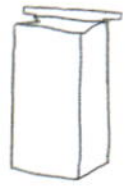

Steinbock
Wenn Sie nicht mit Ihrer Depression beschäftigt sind, plagen Sie Versagensängste. Das macht Sie noch depressiver. Genau so wie Sie selbst, läuft Ihre Depression immer weiter und weiter und weiter …

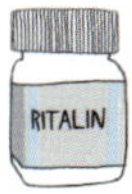

Wassermann
Sie sind so vielseitig: einfach depressiv, depressiv mit Hut, depressiv mit einem Cape, depressiv mit einem Hahnentritt-Einreiher und Pfeife. Ganz schon anstrengend, was?

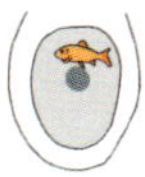

Fische
Sie schwimmen mit dem Strom. Suchen Sie sich Hilfe – wieder einmal. Sie werden schon erkennen, wenn Sie weinen müssen, nämlich wenn die anderen es auch tun.

IHRE SCHLECHTEN GEDICHTE

Als offizielles Mitglied der großen Gemeinde der Depressiven sind Sie angehalten, schlechte Gedichte zu verfassen. Die folgenden Schritte erleichtern es Ihnen, das erste schlimme Poem einer Reihe vieler weiterer zu schreiben.

Zeile 1

a. Tanzende Füße
b. Strahlendes Lächeln
c. Junge Kätzchen
d. Glänzende Gedanken
e. Fröhliche Schmetterlinge
f. Mitgefühl und Verständnis

Zeile 2

a. verfault
b. von Elefanten niedergetreten
c. vom Mitspracherecht über das eigene Leben ausgeschlossen
d. von der Mafia verfolgt
e. wegen Insidergeschäften angeklagt
f. Opfer eines entstellenden Feuerwerkunfalls

Zeile 3

a. sehe wirklich
b. kenne ihre Qual
c. höre ihr Schreien
d. spüre ihre Düsternis
e. spüre ihren Heißhunger auf Parmesan
f. schmecke ihre Langeweile

Zeile 4

a. Vision
b. Verständnis
c. tiefes Verständnis
d. Empathie
e. Paranoia
f. Eier

Zeile 5

a. Kindheit
b. Schule
c. Uni
d. Grundschule
e. Bücherclub
f. dieser komische Fallschirm, mit dem wir im Sportunterricht an Regentagen gespielt haben

Zeile 6

a. Angst
b. Schreie
c. Dunkelheit
d. runzelige Extremitäten
e. juckende Kopfhaut
f. komischen Ausschlag hinter meinem Ohr

Zeile 7

a. tief genug
b. klug genug
c. aufmerksam genug
d. geduldig genug
e. selbstverliebt genug
f. betrunken genug

Zeile 8

a. meine Komplexität zu schätzen
b. eine Träne für meinen Schmerz zu vergießen
c. mir ein Bier zu kaufen
d. mich mit einem wohlwollenden Millionär zusammenzubringen
e. Frieden mit meinem ungewöhnlichen Verhalten zu schließen – ich bin ein Genie
f. mich zu ihrer Muse zu machen

Zeile 1

____

Zeile 2
Sind ____.

Zeile 3
Nur ich _____________________________________.

Zeile 4
Nur ich habe das / die ________________________.

Zeile 5
Das ist genau wie _____________________________.

Zeile 6
Oh, spüre meine / meinen _______________________.

Zeile 7
Wären die anderen doch nur _____________________,

Zeile 8
um ____!

13 SONGS, DIE IHNEN FREUDE MACHEN!

(Denn 10 reichen nicht aus)

1. Landslide (Stevie Nicks)
2. Candle in the Wind (Elton John)
3. Gloomy Sunday (Billie Holiday)
4. Chasing Cars (Snow Patrol), Catalyst (Ann Nalick), How to Save a Life (The Fray) oder jede beliebige Rockballade, die durch eine Sterbeszene in Greys' Anatomy berühmt wurde.
5. Seventeen (Janis Ian)
6. Fire and Rain (James Taylor)
7. Alles von: The Carpenters, Amy Winehouse, Sam Smith oder Adele.
8. Hallelujah (Jeff Buckley)
9. Tears in Heaven (Eric Clapton)
10. Killing Me Softly (Roberta Flack)
11. Have Yourself a Merry Little Christmas (Judy Garland). Nur gültig zwischen dem 1. November und dem 2. Januar. Außerhalb dieser Periode richtet es keinen Schaden an.
12. Alles von: Ashlee Simpson, Hilary Duff, David Hasselhoff oder Lindsay Lohan, denn sie alle hatten eine bessere Karriere als Sie.
13. Falls Sie geschieden sind: Ihr Hochzeitslied.

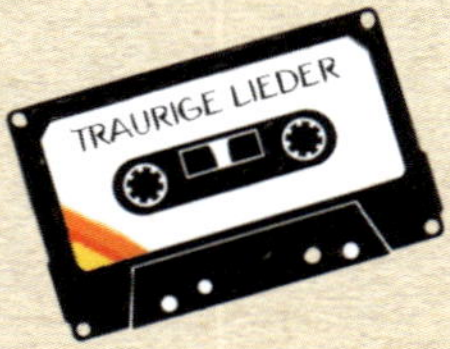

ALTERNATIVEN FÜR DIE NACHMITTAGSPAUSE

KOFFEINSCHUB

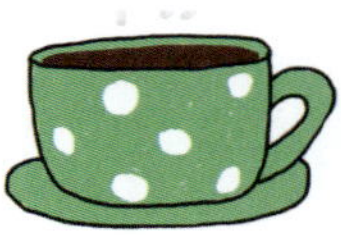

BEWEGUNGSSCHUB

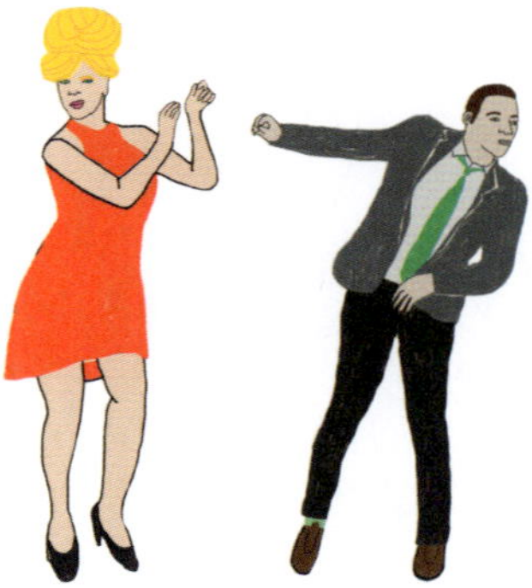

PSYCHOTISCHER SCHUB

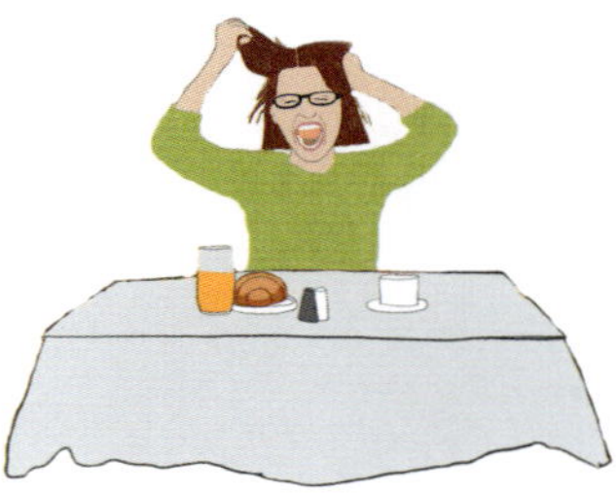

ZUSAMMENFASSUNG

Hallöchen, Gewinner! Sie durften nun feststellen, wie unterhaltsam eine Depression sein kann! Und zwar nicht nur für Ihren Therapeuten. Ohne Ihre melancholische Veranlagung zu leugnen, können Sie an einfachen Aktivitäten teilhaben, ohne sich sonderlich mental anstrengen zu müssen.

Entdecken Sie auf Ihrer Reise nicht nur die verschiedenen Aspekte der Depression, sondern auch die einmaligen Facetten Ihrer individuellen Erkrankung. Lassen Sie nicht zu, dass man Ihre Depression in eine bestimmte Schublade steckt. Sie kann nicht auf einen Stereotyp reduziert werden, denn sie ist keine Vorlage für *Silver Linings*, *Tod eines Handlungsreisenden* oder *Durchgeknallt* – dies alles sind nur formelhafte Karikaturen der Krankheit. Wo immer möglich, sollten Sie Kleinigkeiten zu Ihren Symptomen hinzufügen, um die anderen zu verwirren und Ärzte und Therapeuten auf Trab zu halten.

Verlieren Sie ungeachtet des Verlaufs, den Ihr Leben nimmt, und welche Art Depression Sie sich ausgesucht haben, die Tatsache nicht aus den Augen, dass Sie immer und überall erschöpft sein und sich unbehaglich fühlen können. Warum also nicht das Beste daraus machen? Schreiben Sie weiter Ihre Gedichte, stellen Sie Ihren Soundtrack zusammen, üben Sie Ihre Zusammenbrüche und pflegen Sie Ihr Depressionstier – sowohl Ihr inneres als auch Ihr Haustier.

Und vergessen Sie dabei nicht, die Vorteile Ihres Zustands zu nutzen. Als geschätztes Mitglied des Clubs ist es Ihnen gestattet, die Erkrankung respektlos zu behandeln, zu verhöhnen und sich über sie lustig zu machen. In der Tat wird dieses Verhalten von Ihnen erwartet. Frömmelei, Gottesfurcht und Pietät sind verboten. Sollte man Sie bei solch einem Verhalten erwischen, könnten Sie gebeten werden, sich einfach eine andere Erkrankung zu suchen. Solches Benehmen darf man nicht auf die leichte Schulter nehmen.

Setzen Sie nun einfach Ihren Weg fort. Im Verlauf kommt es Ihnen vielleicht manchmal so vor, als führe das alles zu nichts und Sie träten auf der Stelle. Lernen Sie, auf Ihren Kummer zu hören. Sie kommen recht gut voran. Und zu diesem Zeitpunkt haben Sie alles, was Sie benötigen.

Wow! Sie hätten nie gedacht, dass es einmal so weit sein würde! Doch nun ist der Tag gekommen!

Ist allerdings keine große Sache. Wie immer.

Das sollten Sie mittlerweile begriffen haben.

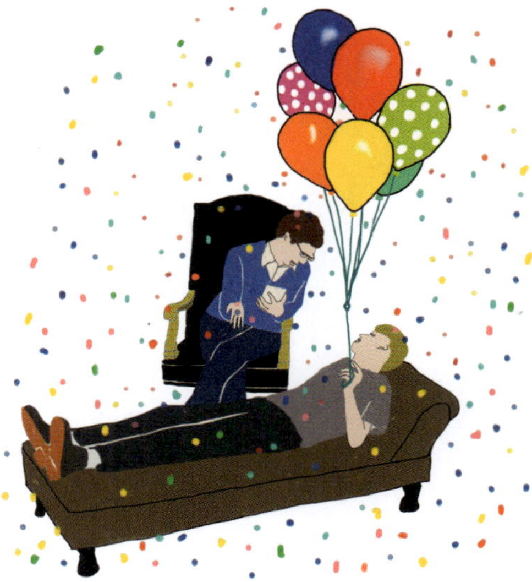

NACHWORT

Sie sind nun am Ende angekommen. Gehen Sie aus dem Licht und holen Sie einen Spiegel. Schauen Sie hinein. Genau, so sieht ein depressiver Mensch aus. Überraschung! Wer hätte das gedacht?

In diesem Moment wünschen Sie sich vielleicht, Sie hätten lieber *Paranoia für Einsteiger, Zwangsstörungen für Einsteiger* oder *Endlich Schluss mit Ratgebern* gekauft.

Doch glücklicherweise ergänzt eine Depression jede Erkrankung, Störung oder jedes Unglück, nach der Ihre zerrüttete Seele strebt. Es ist quasi ein leichter Weißwein – der ideale Begleiter zu allen Leiden.

Davon abgesehen haben Sie Talent bewiesen. Sie sind ins kalte Wasser gesprungen und haben gleich einen beeindruckenden Start hingelegt. Kaum zu glauben, dass das Ihr erstes Mal war! War es doch, oder?

Sie haben nun die Gelegenheit gehabt, Ihre Technik zu perfektionieren und das wahre Ziel der Depression zu entdecken. Denn Ihr Leid hat ein Ziel jenseits der Gewinnmaximierung großer Pharmaunternehmen, Schlafanzughersteller und TED Talks. Aus dem Leid heraus erkennen Sie den Humanismus, die Wertschätzung und Empathie für das Gegenüber. Als Ausgestoßener haben Sie sich von dem Konstrukt des Glücks befreit, von dem Sie früher vollkommen indoktriniert waren.

Dies sind unglaubliche Fortschritte! Man könnte fast sagen, dass Sie über all die Zutaten für das Glücklichsein verfügen. Doch werden Sie nicht übermütig. Was Sie in der Tat haben, ist der beste Begleiter, den man sich als depressiver Mensch wünschen kann. Humor. Dies wird Sie (und Ihre Depression) weit bringen. Das ist Ihr Talent. Ganz ohne Rezept.

HE!
SCHICKE JOGGINGHOSE!

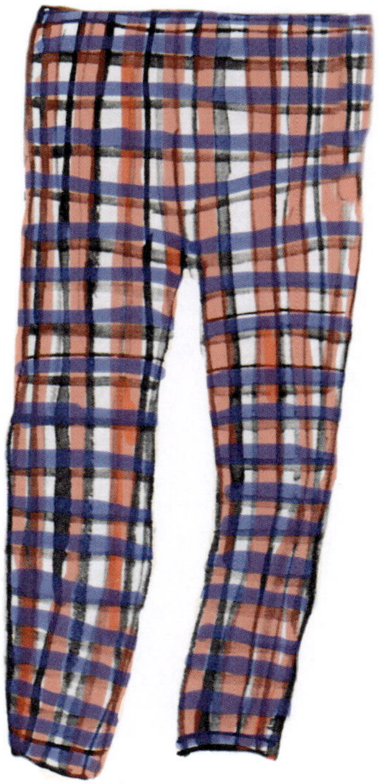

DANK

Dankbarkeit und der beste Champagner gebührt meiner Agentin, Danielle Svectov, die mich auf diesem wechselhaften Abenteuer begleitete.

Danke und einen ehrlichen hochprozentigen Schnaps für meine Lektorin Erin Conley, die mein Projekt aus ihrem Heuhaufen zog, mich dann vorsichtig an die Hand nahm und mir immer Bescheid gab, wenn ich sie zum Lachen gebracht hatte.

Eine Runde Schnaps für meine wunderbar talentierten Freunde, die mich unterstützt haben: Randi Barnes, John Bland, Jimmy Brogan, Rachel Brookhart, James P. Connolly, Ali Davis, Lisa Dickey, Kathleen Dennehy, Lee Levine, Cari Lynn, Ann Masters, Marc Mealie, Guy Nicolucci, Amy Scribner, Christian Skelly, Beth Sherman, Sascha Rothchild, Sam Shaber, George Strayton und (frisch hinzugekommen) Jean Bush, Paul Guerin und Daniel Kurtzman.

Ich gebe einen erstklassigen doppelten Espresso meinem Manager Justin Silvera aus, denn ich glaube nicht, dass er in der nächsten Zeit Schlaf finden wird. Vor allem, weil es das ist, was du willst, und alles stärkere ist illegal.

Einen Mai Tai für meinen unermüdlichen Anwalt David J. Cohen, aber vor allem wünsche ich ihm den dazugehörigen Strand.

An die Seelenklempner, die vor ihm da waren, und an L. H., den bemerkenswerten Menschen, der mich vorsichtig ins Hier und Jetzt schubste. Ihnen gebe ich einen Biotee aus, in der Hoffnung, dass es das war, was sie in unseren Sitzungen getrunken haben.

Den Druckers, Zaziks und meinem ganz persönlichen, lieben Kuckucksnest (Mom, Dad und Scott): Für euch ein Glas Wein von Manischewitz und Häppchen, denn ich danke euch für eure grenzenlose Liebe, Unterstützung und euren Sarkasmus. (Und weil ihr euch eh gleich etwas anderes bestellen werdet.)

Dieses Buch ist all denjenigen Stand-up-Comedians gewidmet, die das trinken, was der Veranstaltungsort ihnen kostenlos bereitstellt.

Danke.